KUCHYNĚ HAPPY SKIN

100 receptů na výživu pokožky zevnitř

Jaromír Husák

Materiál chráněný autorským právem ©2024

Všechna práva vyhrazena

Žádná část této knihy nesmí být použita nebo přenášena v jakékoli formě nebo jakýmikoli prostředky bez řádného písemného souhlasu vydavatele a vlastníka autorských práv, s výjimkou krátkých citací použitých v recenzi. Tato kniha by neměla být považována za náhradu lékařských, právních nebo jiných odborných rad.

OBSAH _

- OBSAH _ 3
- ÚVOD 8
- SNÍDANĚ A BRUNCH 10
- 1. POHANKOVÉ PALAČINKY 11
- 2. LÉČIVÁ SNÍDANĚ LASSI 13
- 3. JÁHLOVÉ VAFLE 15
- 4. TOFU A KAPUSTA ŠKRÁBAT 17
- 5. OVOCE A PROTEIN QUINOA OVES 20
- 6. JABLEČNÉ CEREÁLIE 22
- 7. PARATHA PLNĚNÁ KVĚTÁKEM 24
- 8. PARATHA PLNĚNÁ ŠPENÁTEM 26
- 9. LÉČENÍ POPRASKANÉ PŠENICE S KEŠU OŘÍŠKY 28
- 10. SPLIT GRAM & LENTIL CRÊPES 31
- 11. LÉČIVÉ PALAČINKY Z CIZRNOVÉ MOUKY ... 34
- 12. KRÉM Z RÝŽOVÝCH PALAČINEK 37
- 13. MASALA TOFU SCRAMBLE 40
- 14. PALAČINKY ZE SEMÍNEK KARAMBOLU 43
- 15. LÉČIVÉ MERUŇKOVÉ A BAZALKOVÉ SMOOTHIE 45
- 16. JAGGERY PALAČINKY 47
- 17. OŘECHOVÁ KAŠE 49
- 18. SKOŘICOVÁ QUINOA S BROSKVEMI 51
- 19. QUINOA KAŠE 53
- 20. LÉČIVÝ ČAJ 55

21. ARTYČOKOVÁ VODA..57
22. ZLATÉ MANDLOVÉ A KURKUMOVÉ MLÉKO........................59
PŘEDKRMY A SVAČINKY..61
23. OKRA A KOUSNUTÍ OKURKY..62
24. SLADKÉ BRAMBORY S TAMARINDEM..............................64
25. MANDLOVÉ TYČINKY..66
26. FÍK PLNĚNÉ HRUŠKY..68
27. KULIČKY KOŘENÍ..70
28. CELEROVÁ SVAČINKA..72
29. SPIRULINA KULIČKY..74
30. SVAČINA P , P A P..76
31. CIBULOVÉ SUŠENKY..78
32. ŽLUTÝ KVĚTÁK , PEPŘOVÝ SALÁT................................80
33. KOŘENĚNÝ POPCORN NA SPORÁKU..............................82
34. MASALA PAPAD..84
35. PEČENÉ OŘECHY MASALA..86
36. ČAJEM KOŘENĚNÉ PRAŽENÉ MANDLE A KEŠU................88
37. PIKANTNÍ CIZRNOVÉ POPPERS....................................90
38. PEČENÉ ZELENINOVÉ ČTVEREČKY................................92
39. PIKANTNÍ SLADKÉ BRAMBOROVÉ PLACIČKY..................95
HLAVNÍ CHOD: ZELENINA..98
40. KOŘENĚNÉ TOFU A RAJČATA......................................99
41. KMÍNOVÁ BRAMBOROVÁ KAŠE..................................102
42. HOŘČIČNÝ BRAMBOROVÝ HASH................................105
43. LÉČENÍ P EA A BÍLÉ ZELÍ..107
44. ZELÍ S HOŘČIČNÝMI SEMÍNKY A KOKOSEM..................109

45. FAZOLE S BRAMBORAMI...111

46. LILEK S BRAMBOREM..114

47. MASALA RŮŽIČKOVÁ KAPUSTA...117

48. ŘECKÝ KVĚTÁK...119

49. KRÉMOVÉ CUKETOVÉ TĚSTOVINY...121

50. CUKETA S DÝŇOVÝM PESTEM..123

51. PILAF Z KOPROVANÉ CUKETY...125

52. KUSKUS CREMINI PILAF..127

53. LÉČIVÉ CHŘESTOVÉ RIZOTO...130

54. BULGUR S DÝŇOVOU OMÁČKOU..133

HLAVNÍ CHOD: LUŠTĚNINY A OBILNINY..135

55. POULIČNÍ LUŠTĚNINOVÝ SALÁT..136

56. FAZOLE A ZELENINA MASALA..138

57. Z CELÝCH FAZOLÍ S KOKOSEM...140

58. KARI FAZOLE NEBO ČOČKA..142

59. ČOČKA S KARI LISTY...145

60. GOAN LENTIL COCONUT KARI...148

61. LUŠTĚNINY CHANA MASALA..151

62. POMALU VAŘENÉ FAZOLE A ČOČKA..154

63. CHANA A SPLIT MOON DAL S PEPŘOVÝMI VLOČKAMI............156

64. HNĚDÁ RÝŽE A FAZOLE ADZUKI DHOKLA.................................159

65. FAZOLE MUNGO A RÝŽE SE ZELENINOU..................................162

66. SMAŽTE ZELENINU..164

67. ŠPANĚLSKÁ CIZRNA A TĚSTOVINY..166

68. TĚSTOVINY BEZ KUPOLE...169

69. RIZOTO Z HNĚDÉ RÝŽE...171

70. QUINOA TABBOULE EH...173
71. JÁHLY, RÝŽE A GRANÁTOVÉ JABLKO.........................175
HLAVNÍ KURZ: KARI...177
72. DÝŇOVÉ KARI S PIKANTNÍMI SEMÍNKY.......................178
73. OKRA KARI...181
74. ZELENINOVÉ KOKOSOVÉ KARI...................................183
75. ZÁKLADNÍ ZELENINOVÉ KARI....................................185
76. FAZOLE BLACK EYE A KOKOSOVÉ KARI.....................187
77. KVĚTÁK KOKOSOVÉ KARI...190
78. KARFIOLOVÉ A BRAMBOROVÉ KARI..........................192
79. BRAMBOROVÉ, KVĚTÁKOVÉ A RAJČATOVÉ KARI......194
80. MÍCHANÉ ZELENINOVÉ A ČOČKOVÉ KARI.................196
81. RAJČATOVÉ KARI..198
82. BÍLÁ TYKEV KARI..200
83. ZIMNÍ MELOUN NA KARI..202
84. KARI INSPIROVANÉ SAMBHAREM NA SPORÁKU......204
85. PANDŽÁBSKÉ KARI FAZOLE A ČOČKA.......................207
86. ŠPENÁT, SQUASH A RAJČATOVÉ KARI......................210
DEZERTY..213
87. KAROBOVÁ PĚNA S AVOKÁDEM................................214
88. KOŘENĚNÁ MORUŠE A JABLKA.................................216
89. PIKANTNÍ MRKVOVÝ DORT..218
90. BRUSINKOVÝ KRÉM..220
91. Z BANÁNŮ, GRANOLY A BOBULÍ..............................222
92. BORŮVKY A BROSKVE...224
93. OVESNÉ VLOČKY BRÛLÉE..226

94. RŮZNÉ BOBULE GRANITA 228
95. VEGANSKÁ NESLAZENÁ DÝŇOVÁ ZMRZLINA 230
96. MRAŽENÝ OVOCNÝ KRÉM 232
97. AVOKÁDOVÝ PUDINK 234
98. CHILLI A OŘECHOVÉ ROLKY 236
99. LÉČIVÝ JABLEČNÝ KOLÁČ 238
100. MAKRONKY S KOKOSEM A POMERANČEM 241
ZÁVĚR 243

ÚVOD

Vstupte do „KUCHYNĚ HAPPY SKIN", říše, kde se kulinářské požitky snoubí s péčí o pleť a nabízí vám 100 receptů navržených tak, aby vyživovaly vaši pokožku zevnitř. Tato kuchařka je vaším průvodcem, jak využít sílu zdravých surovin, superpotravin a odborně vytvořených receptů k podpoře zářivé a zdravé pleti. Přidejte se k nám, když se vydáme na cestu objevovat průsečík výživy a péče o pleť a vytvořit harmonickou směs, která zlepší vaši pohodu a krásu.

Představte si kuchyni plnou živého ovoce, zeleniny a ingrediencí nabitých živinami, z nichž každá je vybrána tak, aby podporovala zdraví a vitalitu vaší pokožky. "KUCHYNĚ HAPPY SKIN" není jen sbírka receptů; je to holistický přístup k péči o pleť, který uznává důležitost výživy vašeho těla zevnitř. Ať už se snažíte řešit specifické problémy pleti, zlepšit celkovou pleť nebo si jen dopřát lahodná jídla milující pokožku, tyto recepty jsou vytvořeny tak, aby proměnily vaši kuchyni v útočiště pro zářivou a šťastnou pleť.

Každý recept je oslavou synergie mezi výživou a péčí o pleť, od smoothies bohatých na antioxidanty po saláty posilující kolagen a od předkrmů s omega-3 až po lahodné dezerty s vlastnostmi zlepšujícími pleť. Ať už jste nadšenci do péče o pleť nebo milovníci jídla, kteří touží prozkoumat kosmetické výhody vašich jídel,

"KUCHYNĚ HAPPY SKIN" je vaším hlavním zdrojem pro vytvoření rutiny péče o pleť, která začíná na vašem talíři.

Přidejte se k nám, když se ponoříme do světa potravin zlepšujících krásu, kde každé jídlo je důkazem myšlenky, že zdravá a zářivá pleť začíná u rozhodnutí, které učiníte ve své kuchyni. Shromážděte tedy své ingredience bohaté na živiny, přijměte sílu jídla jako léku a vyživte naši cestu ke šťastné, zářící pleti pomocí "KUCHYNĚ HAPPY SKIN."

SNÍDANĚ A BRUNCH

1. Pohankové palačinky

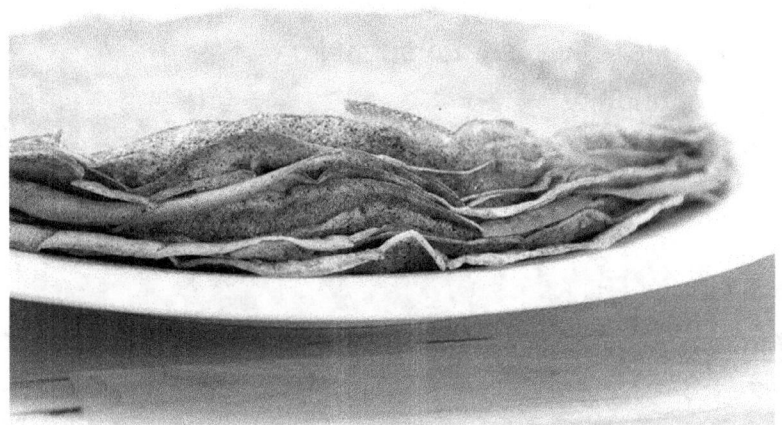

Výroba: 3 palačinky

SLOŽENÍ:
- ½ šálku vody
- ¼ lžičky zázvorového prášku
- 1 lžička mletého lněného semínka
- ½ šálku pohanky
- ½ lžičky skořice
- Veganské máslo na vaření

INSTRUKCE:
a) Smíchejte všechny ingredience v misce. Nechte směs uležet 8-10 minut.
b) Až budete připraveni k vaření, dejte veganské máslo na pánev na střední teplotu.
c) Vezměte tři polévkové lžíce těsta a zadní částí lžíce ho rozprostřete.
d) Když se na vrchní straně začnou objevovat bublinky, opatrně palačinku otočte a pár minut opékejte druhou stranu.

2. Léčivá snídaně Lassi

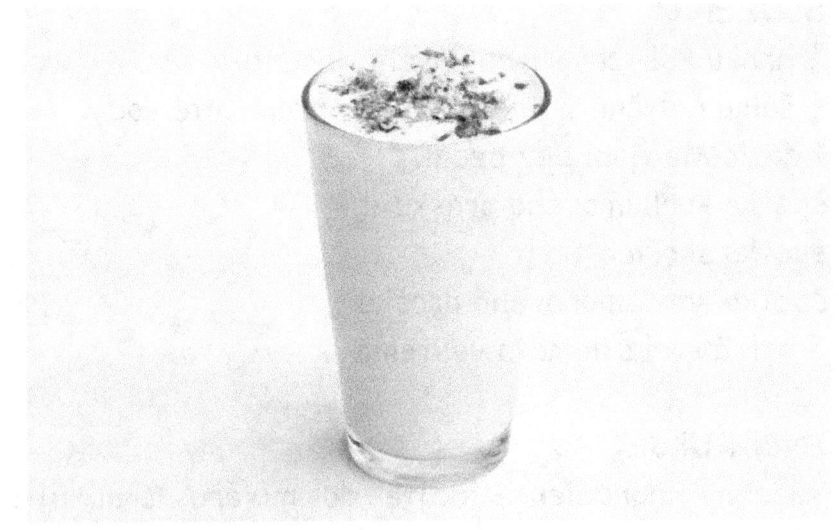

Vyrábí: 2 porce

SLOŽENÍ:
- ½ hrnku kokosovo-mandlového jogurtu
- ½ šálku čištěné filtrované nebo pramenité vody
- 1 datle Medjool bez pecek
- špetka kurkumového prášku
- špetka skořice
- špetka kardamonového prášku
- 3 šafránová stigmata volitelná

INSTRUKCE:
a) Všechny ingredience dejte do mixéru a mixujte 2 minuty, dokud nebudou hladké.
b) Okamžitě vypijte.

3. Jáhlové vafle

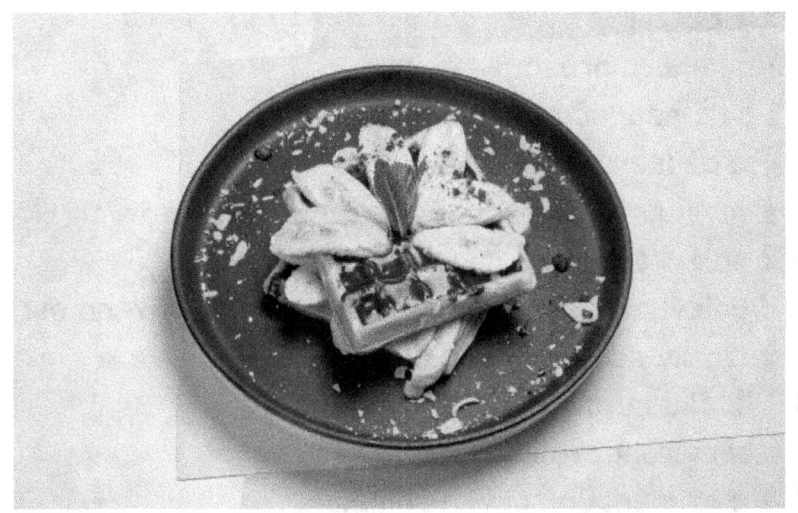

Vyrábí: 4

SLOŽENÍ:
- 1 c nahoru proso
- 1 c až neopečené pohanky
- ¼ c až lněných semínek
- ¼ hrnku strouhaných neslazených kokosových vloček
- 2 polévkové lžíce melasy nebo agáve
- 2 polévkové lžíce nerafinovaného kokosového oleje
- ½ lžičky soli
- 1 lžička mleté skořice
- 1 pomerančová kůra
- ¼ c až slunečnicových semínek
- Čokoládový sirup

INSTRUKCE:
a) Do misky dejte proso, pohanku a len a přidejte vodu; nechte přes noc odstát a poté sceďte.
b) Vložte zrna do mixéru s dostatečným množstvím vody, aby byla zrna pokryta.
c) Smíchejte zbývající ingredience, kromě slunečnicových semínek.
d) Rozmixujte, aby vzniklo husté těsto.
e) Vložte trochu těsta do horkého vaflovače.
f) Těsto posypeme slunečnicovými semínky a pečeme podle návodu výrobce.
g) Podávejte s oblíbenými polevami nebo bez nich.

4.Tofu a kapusta škrábat

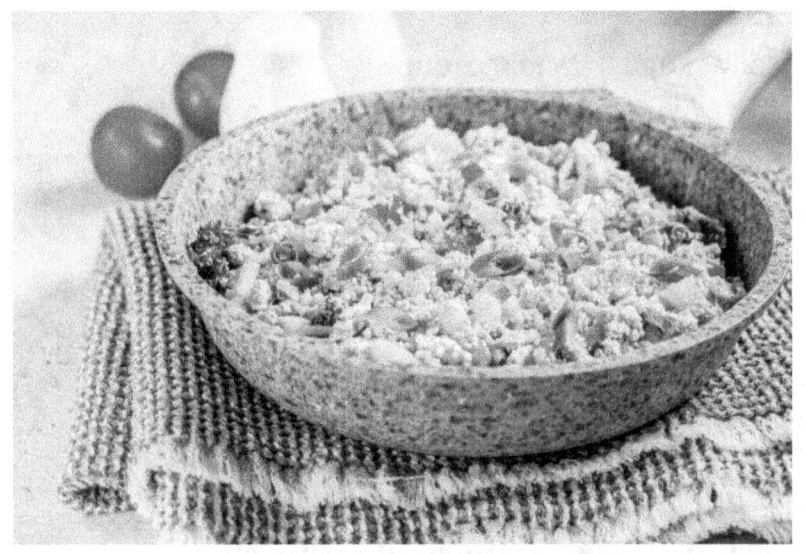

Vyrábí: 2

SLOŽENÍ:
- 2 šálky kapusty, nakrájené
- 2 lžíce olivového oleje
- 8 uncí extra tuhého tofu, okapaného a rozdrobeného
- ¼ červené cibule, nakrájené na tenké plátky
- ½ červené papriky, nakrájené na tenké plátky

OMÁČKA
- Voda
- ¼ polévkové lžíce kurkumy
- ½ polévkové lžíce mořské soli
- ½ polévkové lžíce mletého kmínu
- ½ polévkové lžíce česnekového prášku
- ¼ polévkové lžíce chilli

K PODÁVÁNÍ
- Snídaně brambory nebo toasty
- Salsa
- Koriandr
- Pikantní omáčkou

INSTRUKCE:
OMÁČKA

a) Smíchejte suché koření v misce s dostatečným množstvím vody, aby vznikla tekutá omáčka. Dejte stranou.
b) Na pánvi rozehřejte olivový olej a orestujte na něm cibuli a červenou papriku.
c) Vmícháme zeleninu a dochutíme solí a pepřem.

d) Vařte 5 minut nebo do změknutí.
e) Přidejte kapustu a přikryjte 2 minuty v páře.
f) Přesuňte zeleninu na jednu stranu pánve a přidejte tofu.
g) Po 2 minutách přidejte omáčku a rychle promíchejte, aby se omáčka rovnoměrně rozprostřela.
h) Vařte dalších 6 minut, nebo dokud tofu lehce nezhnědne.
i) Podávejte se snídaní bramborami nebo chlebem.

5. Ovoce a protein quinoa oves

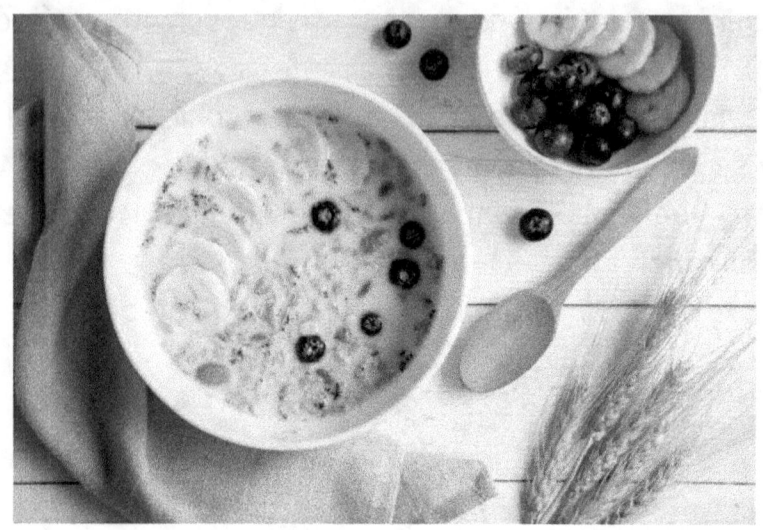

Vyrábí: 1

SLOŽENÍ:
- ¼ šálku ovesných vloček bez lepku
- ¼ šálku vařené quinoa
- 2 lžíce přírodního vanilkového veganského proteinového prášku
- 1 lžíce mletého lněného semínka
- 1 polévková lžíce skořice
- ¼ banán, rozmačkaný
- Pár kapek tekuté stévie
- ¼ šálku malin
- ¼ šálku borůvek
- ¼ šálku nakrájených broskví
- ¾ šálku neslazeného mandlového mléka

Polevy:
- pražený kokos
- mandlové máslo
- mandle
- sušené ovoce
- čerstvé ovoce

INSTRUKCE:
a) Smíchejte oves, quinou, proteinový prášek, mletý len a skořici a promíchejte.
b) Přidejte rozmačkaný banán, stévii, bobule a broskve.
c) Přidejte mandlové mléko a ingredience spojte.
d) Uchovávejte přes noc v lednici.
e) Podávejte studené!

6. Jablečné cereálie

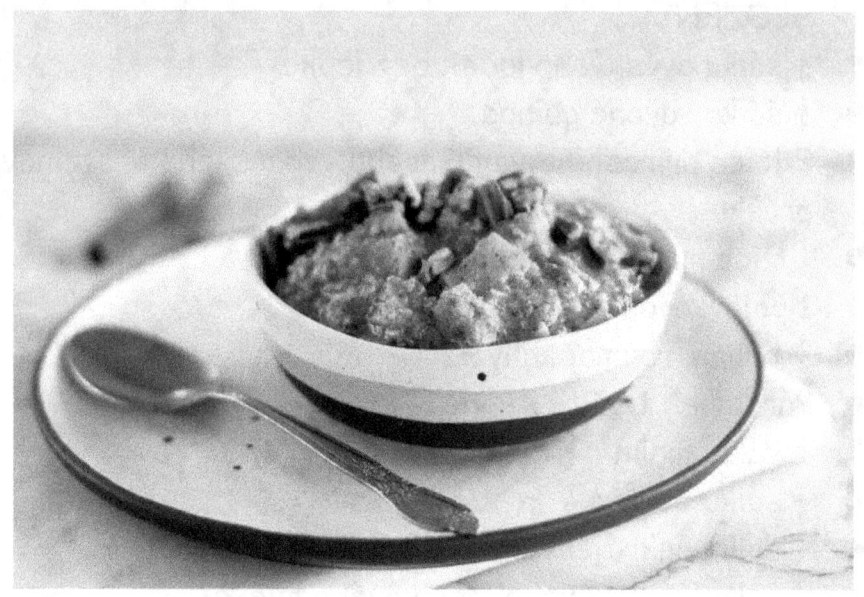

Vyrábí: 1 porce

SLOŽENÍ:
- 1 jablko
- 1 hruška
- 2 celerové tyčinky
- 1 lžíce vody
- Špetka skořice

INSTRUKCE:
a) Jablko, hrušku a celer nakrájíme na kousky a dáme do mixéru.
b) Ovoce a zeleninu rozmixujte s vodou do hladké konzistence.
c) Pokud chcete, okořeňte skořicí.

7.Paratha plněná květákem

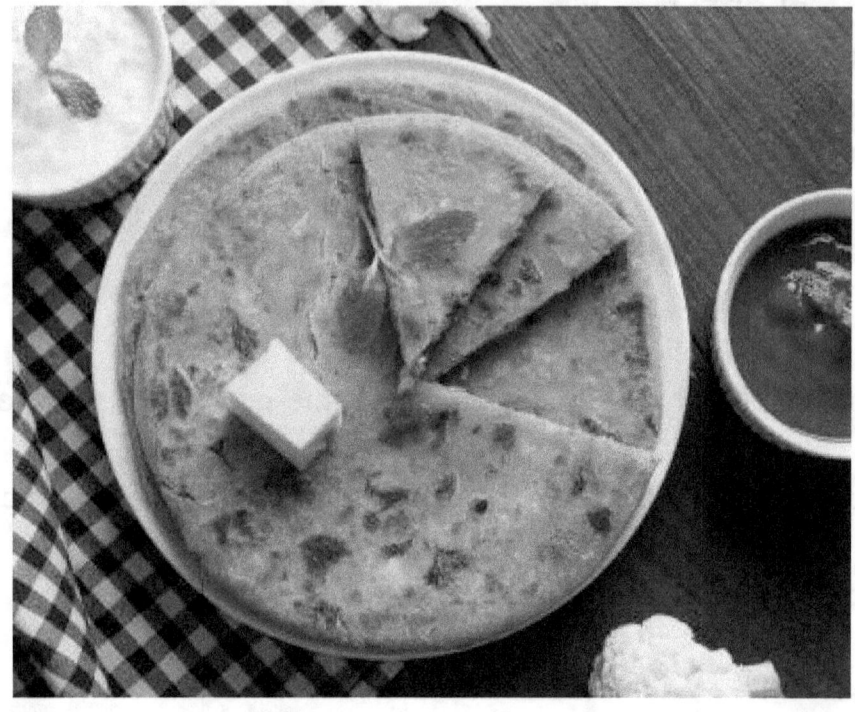

Vyrábí: 12

SLOŽENÍ:
- 2 šálky nastrouhaného květáku
- 1 lžička hrubé mořské soli
- ½ lžičky garam masala
- ½ lžičky kurkumového prášku
- 1 várka bezlepkového roti těsta

INSTRUKCE:
a) V hluboké misce smíchejte květák, sůl, garam masalu a kurkumu.
b) Z těsta roti odeberte část o velikosti golfového míčku a válejte ji mezi dlaněmi.
c) Zrovnejte jej v dlaních a vyválejte na prkénko.
d) Do středu těsta dejte lžíci květákové náplně.
e) Přeložte všechny strany tak, aby se uprostřed setkaly.
f) Čtverec poprášíme bezlepkovou moukou .
g) Znovu jej vyválejte do tenkého a kulatého tvaru.
h) Zahřejte pánev, poté přidejte parathas a vařte 30 sekund, nebo dokud nebudou pevné.
i) Otočte a vařte 30 sekund.
j) Olej a opékejte, dokud obě strany lehce nezhnědnou.

8. Paratha plněná špenátem

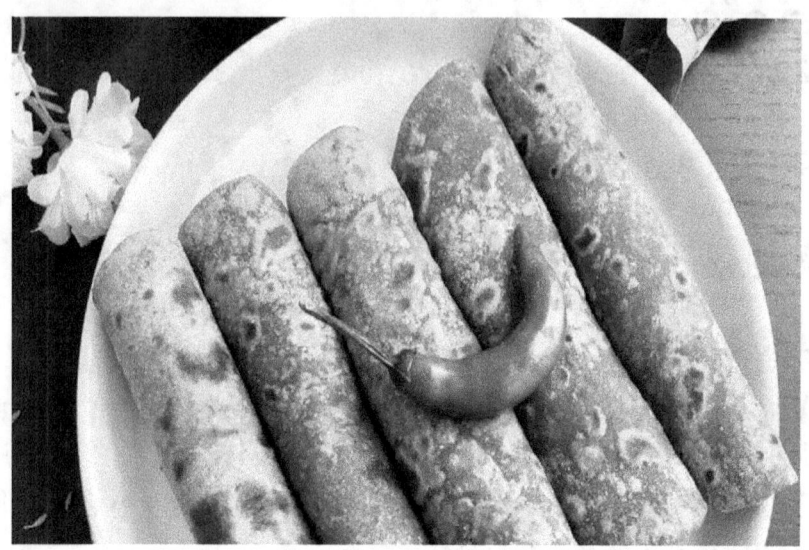

Vyrábí: 20-24

SLOŽENÍ:
- 1 šálek vody
- 3 hrnky bezlepkové mouky paratha
- 2 šálky čerstvého špenátu, nakrájeného a jemně nasekaného
- 1 lžička hrubé mořské soli

INSTRUKCE:
a) V kuchyňském robotu rozmixujte bezlepkovou mouku a špenát.
b) Přidejte vodu a sůl a míchejte, dokud těsto nebude lepkavé.
c) Několik minut hněteme na povrchu, dokud nebude hladké.
d) Vezměte kousek těsta o velikosti golfového míčku a válejte ho mezi dlaněmi.
e) Po stlačení mezi dlaněmi jej rozválejte na ploše, aby se poněkud zploštil.
f) Vařte v těžké pánvi po dobu 30 sekund před obrácením.
g) Přidejte olej a opékejte, dokud nejsou všechny strany důkladně opečené.

9. Léčení popraskané pšenice s kešu oříšky

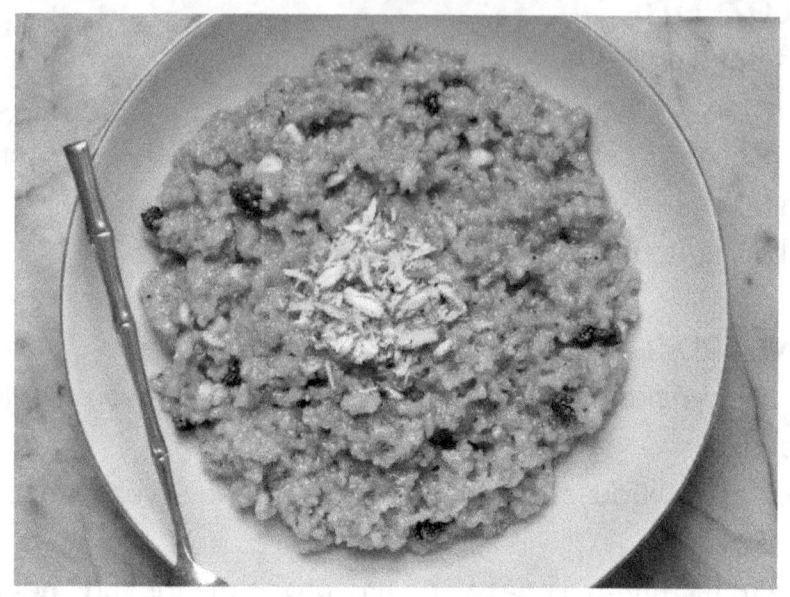

Počet porcí: 3 porce

SLOŽENÍ:
- Šťáva z 1 citronu
- 1 šálek drcené pšenice
- ½ žluté nebo červené cibule, oloupané a nakrájené na kostičky
- 1 lžička hrubé mořské soli
- 2 šálky vařící vody
- 1 mrkev, oloupaná a nakrájená na kostičky
- 1 lžíce oleje
- 1 thajské, serrano nebo kajenské chilli,
- ¼ šálku syrových kešu oříšků, pražených na sucho
- 1 lžička semínek černé hořčice
- 4 kari listy, hrubě nasekané
- ½ šálku hrášku, čerstvého nebo mraženého

INSTRUKCE:
a) Nasekanou pšenici nasucho opékejte 7 minut, nebo dokud nezhnědne.
b) Ve velkém, těžkém hrnci rozehřejte olej.
c) Přidejte hořčičná semínka a vařte 30 sekund, nebo dokud nezačnou prskat.
d) Orestujte kari listy, cibuli, mrkev, hrášek a chilli po dobu 3 minut.
e) Přidejte nakrájenou pšenici, kešu oříšky a sůl a důkladně promíchejte.
f) Ke směsi přidejte vroucí vodu.
g) Dusíme bez pokličky, dokud se tekutina zcela nevsákne.

h) Na samém konci doby vaření přidejte citronovou šťávu.
i) Odstavte na 15 minut, aby se chutě propojily.

10. Split Gram & Lentil Crêpes

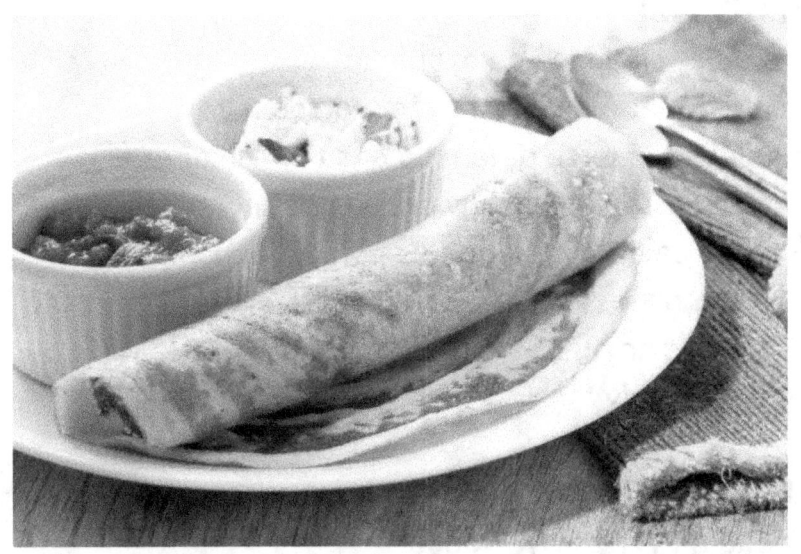

Vyrábí: 3

SLOŽENÍ:
- ½ cibule, oloupané a rozpůlené
- 1 šálek hnědé basmati rýže, namočené
- 2 polévkové lžíce děleného gramu, namočené
- ½ lžičky semínek pískavice, namočených
- ¼ šálku celé černé čočky se slupkou, namočené
- 1 lžička hrubé mořské soli, rozdělená
- Olej, na smažení na pánvi
- 1½ šálku vody

INSTRUKCE:
a) Čočku a rýži zalijte vodou.
b) Těsto necháme 6 až 7 hodin kynout na mírně teplém místě.
c) Předehřejte pánev na střední teplotu.
d) Na pánev rozetřete 1 lžičku oleje.
e) Jakmile je pánev rozpálená, zapíchněte vidličku do nekrájené, zaoblené části cibule.
f) Nakrájenou polovinu cibule třete po pánvi tam a zpět, přičemž držte rukojeť vidličky.
g) Ponechte si malou misku oleje stranou se lžičkou pro pozdější použití.
h) Nalijte těsto do středu horké, předehřáté pánve.
i) Provádějte pomalé pohyby ve směru hodinových ručiček zadní částí naběračky od středu k vnějšímu okraji pánve, dokud se těsto nestane řídkým a krepovitým.
j) Kolem těsta lžící nalijte tenký pramínek oleje do kruhu.

k) Vařte dózu, dokud není mírně zhnědlá.
l) Otočte a opečte i z druhé strany.
m) Podávejte s kořeněnou jeera nebo citronovými bramborami, kokosovým chutney a sambhar.

11. Léčivé palačinky z cizrnové mouky

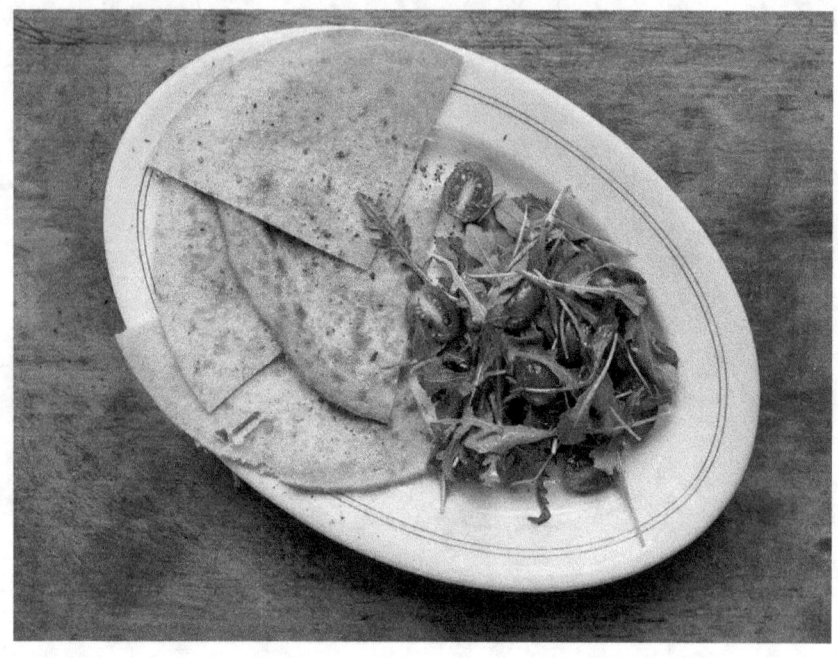

Vyrábí: 8

SLOŽENÍ:
- ½ lžičky mletého koriandru
- ½ lžičky kurkumového prášku
- 2 nakrájené zelené thajské, serrano nebo kajenské chilli papričky
- ¼ šálku sušených listů pískavice
- 2 šálky gramové mouky
- 1 čajová lžička červeného chilského prášku nebo cayenne
- Olej, na smažení na pánvi
- 1 ks kořen zázvoru, oloupaný a nastrouhaný nebo nasekaný
- ½ šálku čerstvého koriandru, mletého
- 1 lžička hrubé mořské soli
- 1½ šálku vody
- 1 cibule, oloupaná a nasekaná

INSTRUKCE:
a) Ve velké míse smíchejte gram mouky a vody, dokud nebude hladká. Dát stranou.
b) Vmícháme zbývající ingredience kromě oleje.
c) Předehřejte pánev na střední teplotu.
d) Potřete gril ½ lžičky oleje.
e) Nalijte těsto do středu pánve.
f) Těsto rozetřete kruhovým pohybem ve směru hodinových ručiček od středu k vnější straně pánve

zadní stranou naběračky, abyste vytvořili tenkou kulatou placku.
g) Ponora vařte asi 2 minuty na jedné straně, poté ji otočte, aby se opékala na druhé straně.
h) Špachtlí zatlačte dolů, abyste zajistili, že se střed propeče.
i) Podávejte s mátou nebo broskvovým chutney na boku.

12. Krém z rýžových palačinek

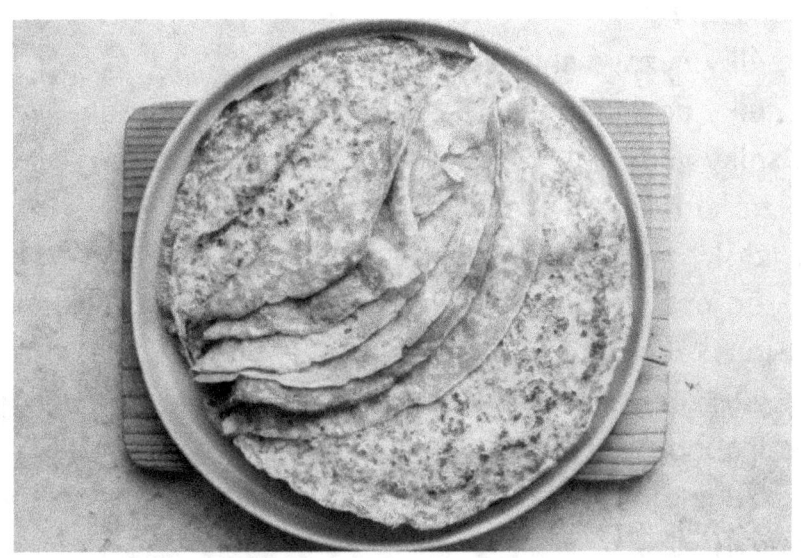

Počet porcí: 6 porcí

SLOŽENÍ:
- 3 šálky rýžové smetany
- 2 šálky neslazeného čistého sójového jogurtu
- 3 šálky vody
- 1 lžička hrubé mořské soli
- ½ lžičky mletého černého pepře
- ½ čajové lžičky červeného chilského prášku nebo kajenského pepře
- ½ žluté nebo červené cibule, oloupané a nakrájené nadrobno
- 1 zelené thajské, serrano nebo kajenské chilli, nakrájené
- Olej na smažení na pánvi dáme stranou do misky
- ½ cibule, oloupané a rozpůlené

INSTRUKCE:
a) Smíchejte smetanu z rýže, jogurtu, vody, soli, černého pepře a prášku z červeného chilli ve velké míse a nechte 30 minut mírně fermentovat.
b) Přidejte cibuli a chilli a jemně promíchejte.
c) Předehřejte pánev na střední teplotu.
d) V pánvi rozehřejte 1 lžičku oleje.
e) Jakmile je pánev rozpálená, zapíchněte vidličku do nekrájené, zaoblené části cibule.
f) Nakrájenou polovinu cibule rozetřete po pánvi tam a zpět.
g) Mějte cibuli se zasunutou vidličkou po ruce pro použití mezi dózami.

h) Nalijte dostatek těsta do středu horké připravené pánve.
i) Provádějte pomalé pohyby ve směru hodinových ručiček zadní částí naběračky od středu k vnějšímu okraji pánve, dokud se těsto nestane řídkým a krepovitým.
j) Kolem těsta lžící nalijte tenký pramínek oleje do kruhu.
k) Vařte dosa, dokud není lehce opečené a nezačne se odtahovat z pánve.
l) Opékejte i druhou stranu.

13. Masala Tofu Scramble

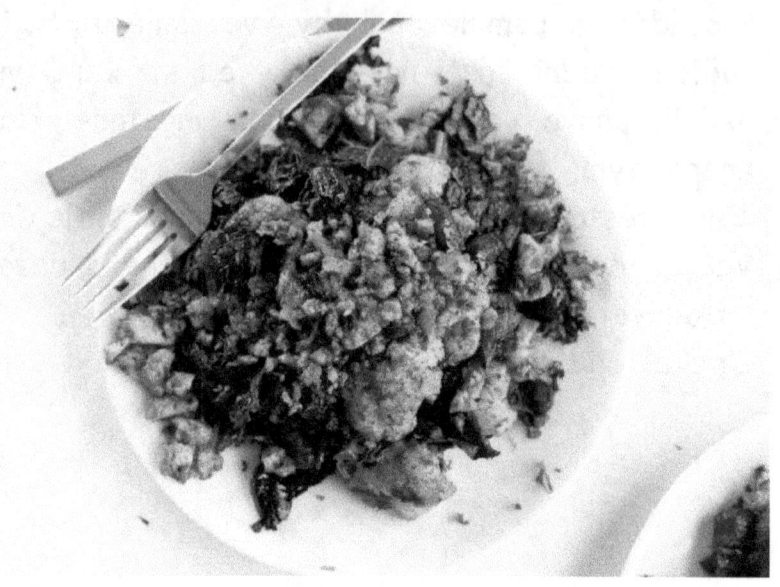

Počet porcí: 2 porce

SLOŽENÍ:
- 14 uncový balíček extra pevného organického tofu, rozdrobeného
- 1 lžíce oleje
- 1 lžička semínek kmínu
- ½ cibule, oloupané a nasekané
- 1 ks kořen zázvoru, oloupaný a nastrouhaný
- 1 zelené thajské, serrano nebo kajenské chilli, nakrájené
- ½ lžičky kurkumového prášku
- ½ čajové lžičky červeného chilského prášku nebo kajenského pepře
- ½ lžičky hrubé mořské soli
- ½ lžičky černé soli
- ¼ šálku čerstvého koriandru, mletého

INSTRUKCE:
a) V těžké ploché pánvi rozehřejte olej na středním plameni.
b) Přidejte římský kmín a vařte 30 sekund, nebo dokud semena nezaprskají.
c) Přidejte cibuli, kořen zázvoru, chilli a kurkumu.
d) Vařte a opékejte 2 minuty za častého míchání.
e) Tofu důkladně promícháme.
f) Ochuťte práškem z červeného chilli, mořskou solí, černou solí a koriandrem.
g) Důkladně promíchejte.

h) Podávejte s toastem nebo zabalené v horkém roti nebo paratha.

14. Palačinky ze semínek karambolu

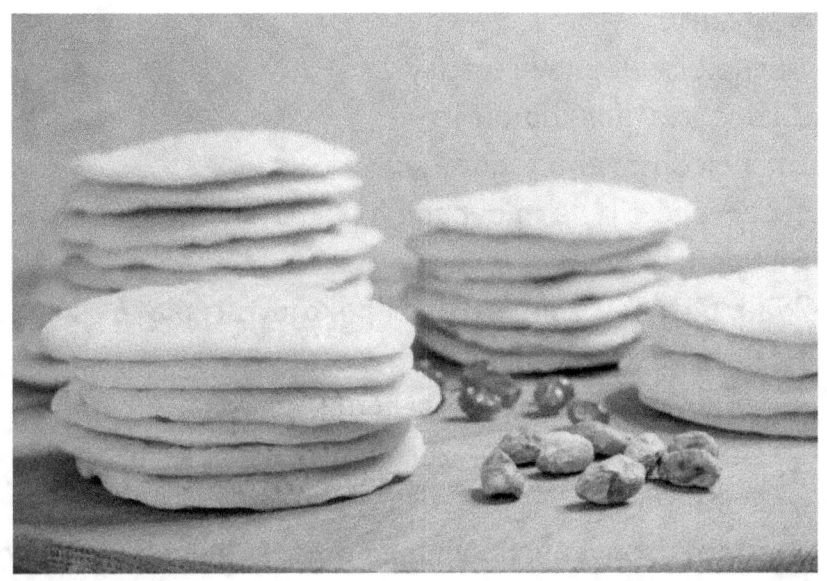

Vyrábí: 4

SLOŽENÍ:
- 1 hrnek bezlepkové mouky
- 2 lžíce rostlinného oleje
- 1 hrnek sojového jogurtu
- ¼ červené cibule, oloupané a nakrájené nadrobno
- Sůl, podle chuti
- Podle potřeby zalévejte při pokojové teplotě
- ¼ lžičky prášku do pečiva
- ¼ lžičky karambolových semínek
- 1 červená paprika, zbavená semínek a nakrájená nadrobno
- ½ rajčat, zbavených semínek a nakrájených najemno

INSTRUKCE:
a) Smíchejte mouku, sójový jogurt a sůl; dobře promíchejte.
b) Přidejte tolik vody, abyste dosáhli konzistence těsta na palačinky.
c) Přidejte prášek do pečiva. Dát stranou.
d) V míse smíchejte karambolová semínka, cibuli, papriku a rajčata.
e) Předehřejte pánev s několika kapkami oleje.
f) Umístěte ¼ šálku těsta do středu pánve.
g) Zatímco je palačinka stále vlhká, přidejte polevu.
h) Okraje kápněte pár kapkami oleje.
i) Palačinku otočte a vařte další 2 minuty.
j) Podávejte horké.

15. Léčivé meruňkové a bazalkové smoothie

Vyrábí: 1 smoothie

INGREDIENCE
- 4 čerstvé meruňky
- pár lístků čerstvé bazalky
- ½ šálku třešní
- 1 šálek vody

INSTRUKCE
a) Všechny ingredience rozmixujte v mixéru.
b) Užívat si.

16. Jaggery Palačinky

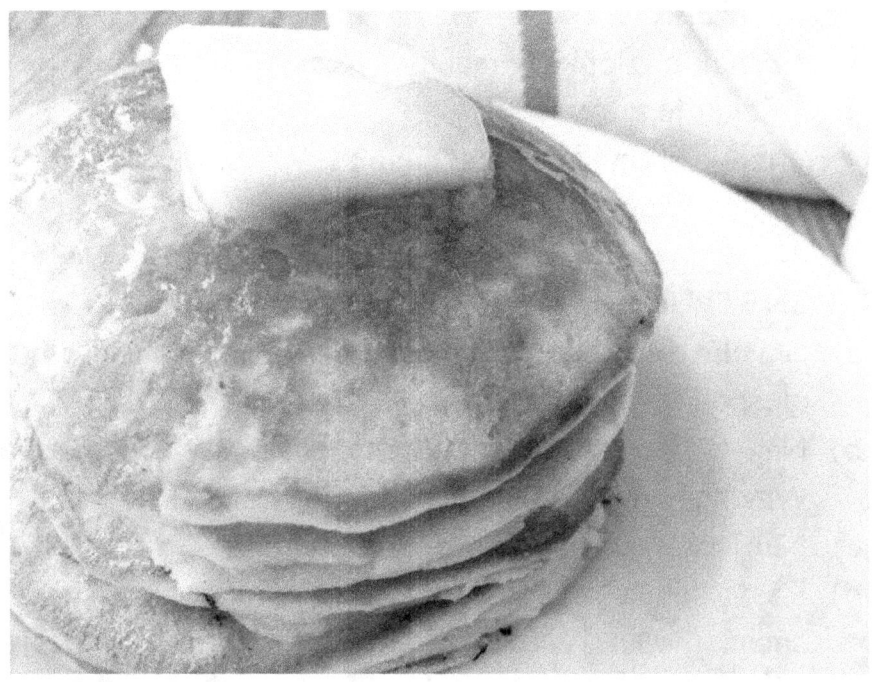

Vyrobí: 8 palačinek

SLOŽENÍ:
- 1 hrnek bezlepkové mouky
- ½ šálku jaggery
- ½ lžičky fenyklových semínek
- 1 šálek vody

INSTRUKCE:
a) Smíchejte všechny ingredience ve velké míse a nechte alespoň 15 minut stát.
b) Na středním plameni rozehřejte lehce olejem vymazaný gril nebo pánev.
c) Nalijte nebo naberte těsto na pánev.
d) Těsto lehce rozprostřete zadní stranou naběračky ve směru hodinových ručiček od středu, aniž byste ho příliš ztenčili.
e) Osmahneme z obou stran a ihned podáváme.

17. Ořechová kaše

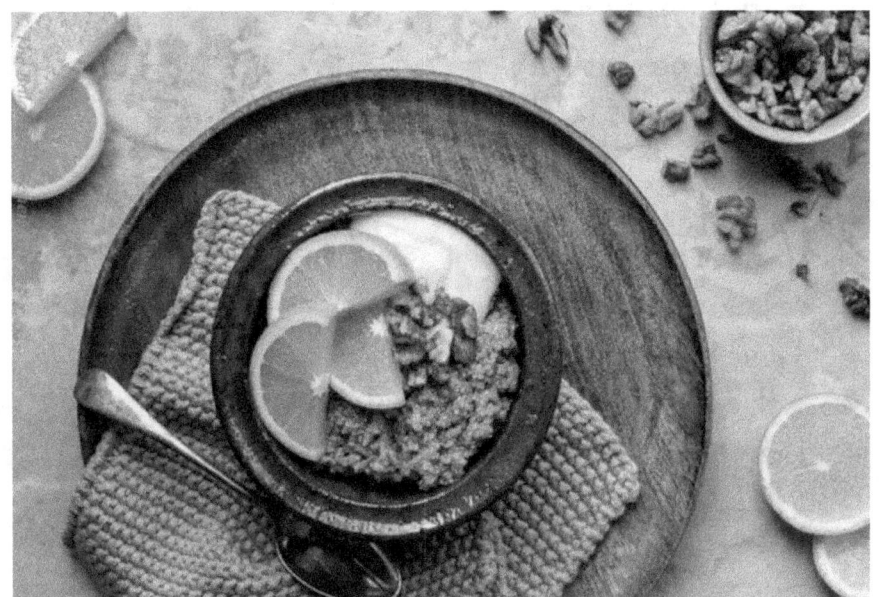

Vyrábí: 5

INGREDIENCE:
- ½ šálku pekanových ořechů
- ½ šálku mandlí
- ¼ šálku slunečnicových semínek
- ¼ šálku chia semínek
- ¼ šálku neslazených kokosových vloček
- 4 šálky neslazené mandlové mléko
- ½ lžičky skořice v prášku
- ¼ lžičky zázvorového prášku
- 1 lžička stévie v prášku
- 1 lžíce mandlového másla

INSTRUKCE:
a) Rozmixujte pekanové ořechy, mandle a slunečnicová semínka v kuchyňském robotu.
b) Na pánev přidejte ořechovou směs, chia semínka, kokosové vločky, mandlové mléko, koření a stévii a přiveďte k mírnému varu; dusíme 20 minut.
c) Podávejte s kopečkem mandlového másla.

18. Skořicová quinoa s broskvemi

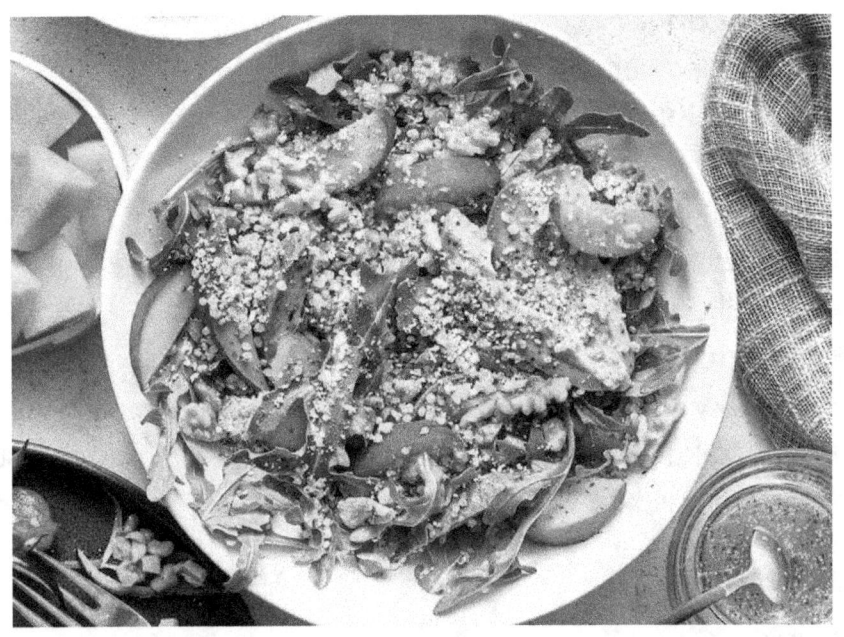

Vyrábí: 6

SLOŽENÍ:
- Sprej na vaření
- 2 ½ šálků vody
- ½ lžičky mleté skořice
- 1½ šálku půl na půl bez tuku
- 1 šálek nevařené quinoa, opláchnuté, okapané
- ¼ šálku cukru
- 1½ lžičky vanilkového extraktu
- 2 šálky mražených, neslazených plátků broskve
- ¼ šálku nasekaných pekanových ořechů, nasucho opražených

INSTRUKCE:
a) Ošetřete pomalý hrnec sprejem na vaření.
b) Zalijte vodou a quinou a skořici vařte 2 hodiny na nízké teplotě .
c) V samostatné misce prošlehejte půl na půl, cukr a vanilkovou esenci .
d) Quinou nalijte do misek.
e) Přidejte broskve navrch a poté směs půl na půl a broskve .

19. Quinoa kaše

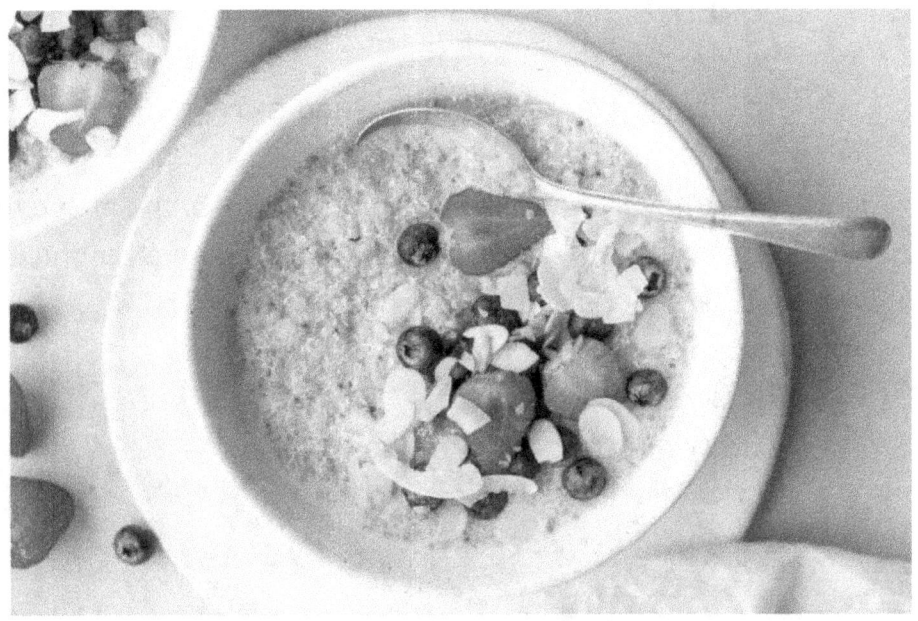

Vyrábí: 1

INGREDIENCE:
- 2 šálky vody
- ½ lžičky organického vanilkového extraktu
- ½ šálku kokosového mléka
- 1 šálek nevařené červené quinoa, opláchnuté a scezené
- ¼ lžičky čerstvé citronové kůry, jemně nastrouhané
- 10-12 kapek tekuté stévie
- 1 lžička mleté skořice
- ½ lžičky mletého zázvoru
- ½ lžičky mletého muškátového oříšku
- Špetka mletého hřebíčku
- 2 lžíce mandlí, nasekaných

INSTRUKCE:
a) Na pánvi smíchejte quinou, vodu a vanilkový extrakt a přiveďte k varu.
b) Snižte na nízkou teplotu a vařte asi 15 minut .
c) Do pánve s quinoou přidejte kokosové mléko, citronovou kůru, stévii a koření a promíchejte.
d) Quinou stáhneme z plotny a hned ji načechráme vidličkou.
e) Směs quinoa rovnoměrně rozdělte do servírovacích misek.
f) Podáváme s ozdobou z nasekaných mandlí.

20. Léčivý čaj

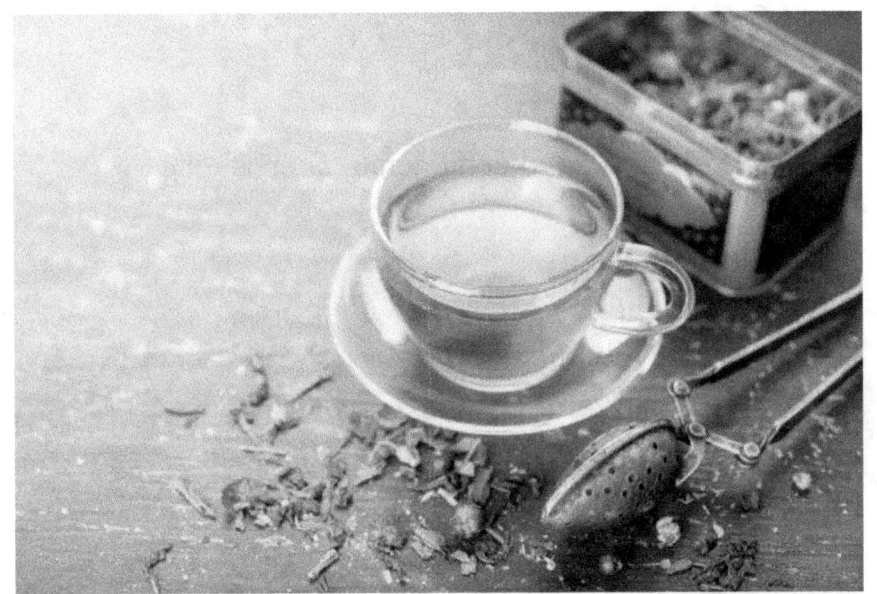

Počet porcí: 2 porce

SLOŽENÍ:
- 10 uncí vody
- 3 celé hřebíčky
- 4 celé zelené lusky kardamomu, popraskané
- 4 celý černý pepř
- $\frac{1}{2}$ tyčinky skořice
- $\frac{1}{4}$ lžičky černého čaje
- $\frac{1}{2}$ šálku sójového mléka
- 2 plátky čerstvého kořene zázvoru

INSTRUKCE:
a) Přiveďte vodu k varu a poté přidejte koření.
b) Před přidáním černého čaje přikryjte a vařte 20 minut.
c) Po několika minutách přidejte sójové mléko a přiveďte zpět k varu.
d) Sceďte a osladťe medem.

21. Artyčoková voda

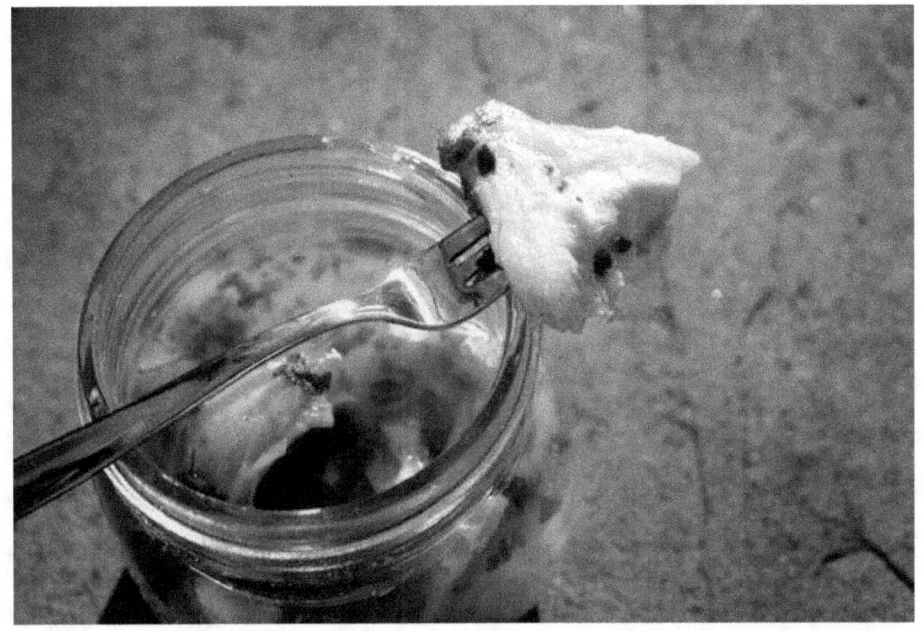

Počet porcí: 2 porce

SLOŽENÍ:
- 2 artyčoky, stonky odřízněte a ořízněte

INSTRUKCE:
a) Přiveďte k varu velký hrnec s vodou.
b) Přidejte artyčoky a přiveďte k varu po dobu 30 minut.
c) Vyjměte artyčoky a odložte je na později.
d) Nechte vodu vychladnout, než ji vypijete.

22. Zlaté mandlové a kurkumové mléko

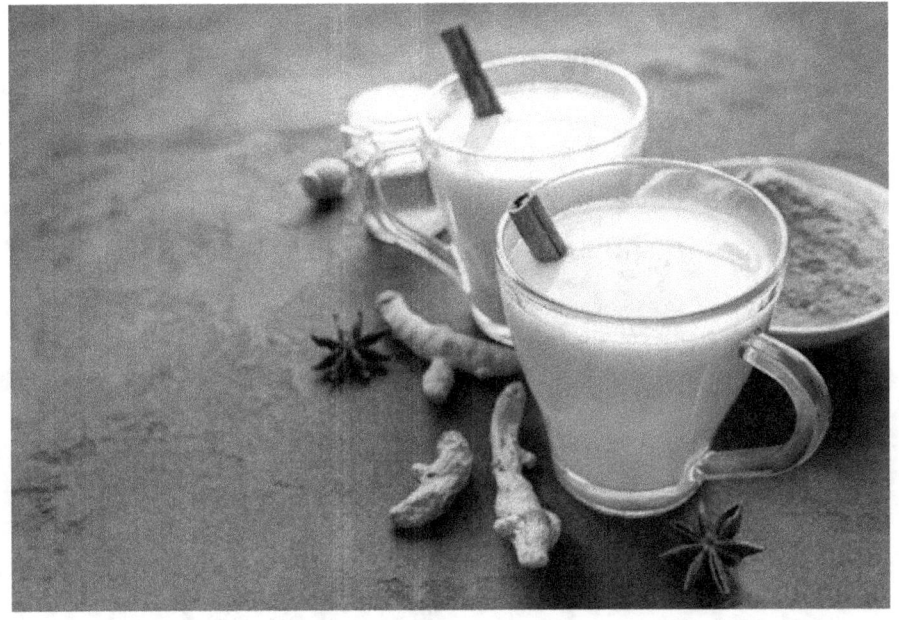

Počet porcí: 2 porce

SLOŽENÍ:
- $\frac{1}{8}$ lžičky kurkumy
- $\frac{1}{4}$ šálku vody
- 8 uncí mandlového mléka
- 2 lžíce surového mandlového oleje
- Med podle chuti

INSTRUKCE:
a) Kurkumu povaříme ve vodě 8 minut.
b) Mandlové mléko a mandlový olej přiveďte k varu.
c) Odstraňte z ohně, jakmile se začne vařit.
d) Smíchejte obě směsi.
e) Osladíme medem.

PŘEDkrmy A SVAČINKY

23. Okra a kousnutí okurky

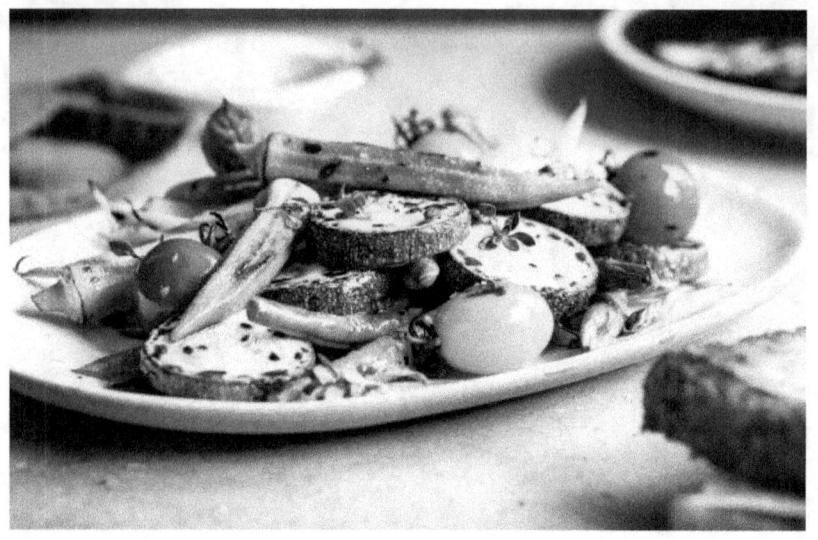

Vyrábí: 4

SLOŽENÍ:

- 1½ libry okry, opláchnuté, odstopkované a nakrájené podélně
- 1 okurka, nakrájená na plátky
- 1 lžička červeného chilli prášku
- ½ lžičky teplé směsi koření
- 1 lžička suchého mangového prášku
- 3 ½ lžíce cizrnové mouky
- 2 šálky rostlinného oleje
- 1 čajová lžička směsi koření Chaat
- Stolní sůl, podle chuti

INSTRUKCE:

a) V misce smíchejte prášek z červeného chilli, směs koření a prášek z manga.
b) Touto směsí posypeme okra.
c) Navrch okry rozprostřete cizrnovou mouku.
d) Důkladně promíchejte, aby se každý kousek lehce a rovnoměrně obalil.
e) Zahřejte rostlinný olej v hluboké pánvi na 370 °, dokud se neudí.
f) Přidejte okru po dávkách a smažte 4 minuty, nebo dokud dobře nezhnědnou.
g) Vyjměte děrovanou lžící a nechte okapat na papírové utěrce
h) Posypte okru a okurku směsí koření.
i) Vše promícháme a dochutíme solí.

24. Sladké brambory s tamarindem

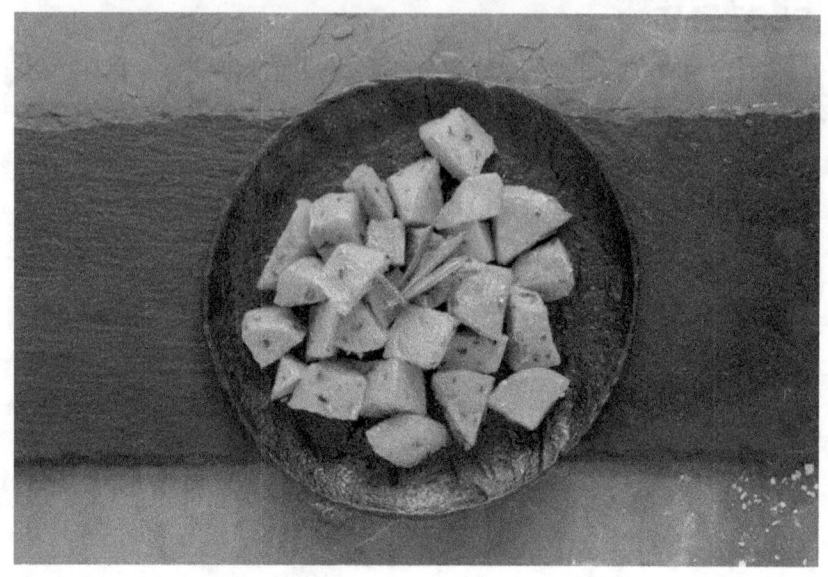

Vyrábí: 4

SLOŽENÍ:
- 1 lžíce čerstvé citronové šťávy
- 4 sladké brambory, oloupané a nakrájené na kostičky
- ¼ lžičky černé soli
- 1½ lžíce tamarindového chutney
- ½ lžičky kmínových semínek, opražených a nahrubo namletých

INSTRUKCE:
a) Batáty vařte 7 minut v osolené vodě, dokud nezměknou.
b) Scedíme a necháme vychladnout.
c) Smíchejte všechny ingredience v míse a jemně promíchejte.
d) Podávejte v miskách s párátky zapíchnutými do nakrájených batátů.

25. Mandlové tyčinky

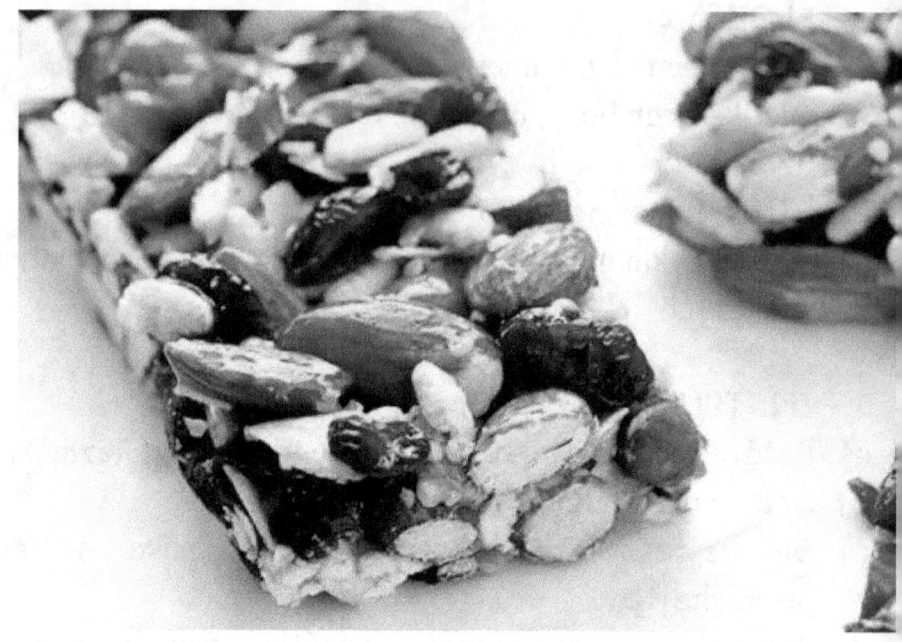

Dělá: 4 bary

SLOŽENÍ:
- 1½ šálku mandlí
- 3 termíny
- 5 meruněk, namočených
- 1 lžička skořice
- ½ šálku strouhaného kokosu
- 1 špetka kardamomu
- 1 špetka zázvoru

INSTRUKCE:
a) V kuchyňském robotu umelte mandle na jemnou mouku.
b) Přidejte kokos a koření a znovu promíchejte.
c) Vmíchejte datle a meruňky, dokud se dobře nespojí.
d) Nakrájejte na obdélníkové tyčinky.

26. Fík Plněné Hrušky

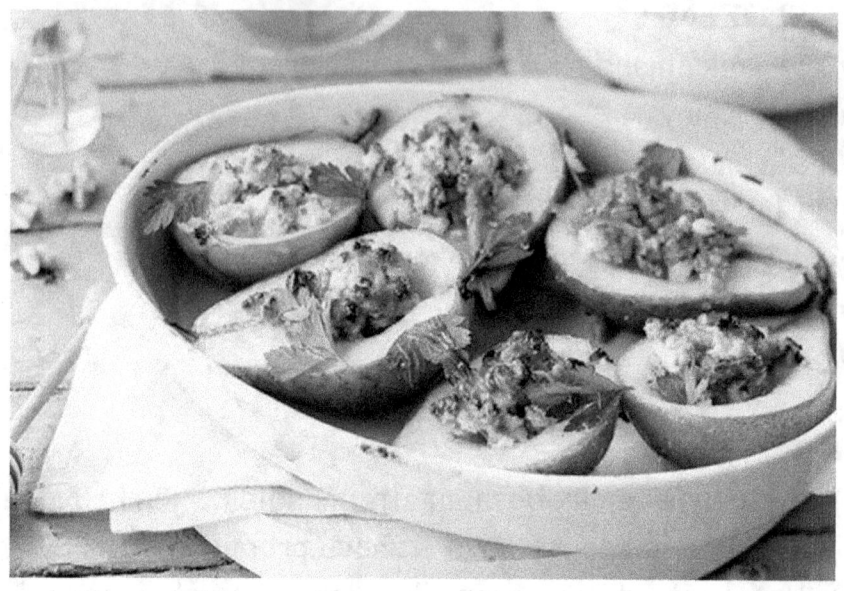

Vyrábí: 2 porce

SLOŽENÍ:
- 5 fíků, namočených
- ½ lžičky skořice
- 1 špetka muškátového oříšku
- ½ šálku namáčecí vody z fíků
- 1 kus čerstvého zázvoru, nastrouhaný
- 1 hruška
- ¼ šálku vlašských ořechů
- 2 lžičky citronové šťávy

INSTRUKCE:
a) V kuchyňském robotu rozdrťte vlašské ořechy.
b) Přidejte fíky a znovu promíchejte.
c) Vmíchejte zbývající ingredience, dokud se dobře nespojí.
d) Hrušku nakrájíme na plátky a navrch rozložíme směs.

27. Kuličky koření

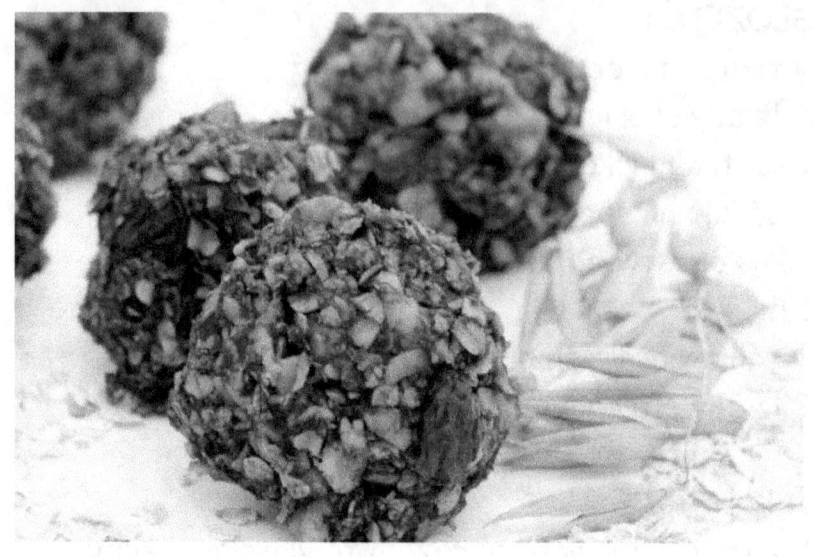

Počet: 10-15 kuliček

SLOŽENÍ:
- 2 lžičky mletého hřebíčku
- 1½ šálku slunečnicových semínek
- ¼ šálku kokosového oleje, rozpuštěného
- 2 lžíce skořice
- 1 malý šálek mandlí
- 1¾ šálku rozinek, namočených
- ½ šálku dýňových semínek
- 2 lžičky mletého zázvoru
- špetka soli

INSTRUKCE:
a) V kuchyňském robotu rozdrťte mandle, slunečnicová semínka a dýňová semínka.
b) Po přidání koření a soli znovu zpracujte.
c) Vmíchejte teplý rozpuštěný kokos a rozinky, dokud se dobře nespojí.
d) Zmáčkněte do kuliček a vychlaďte.

28. Celerová svačinka

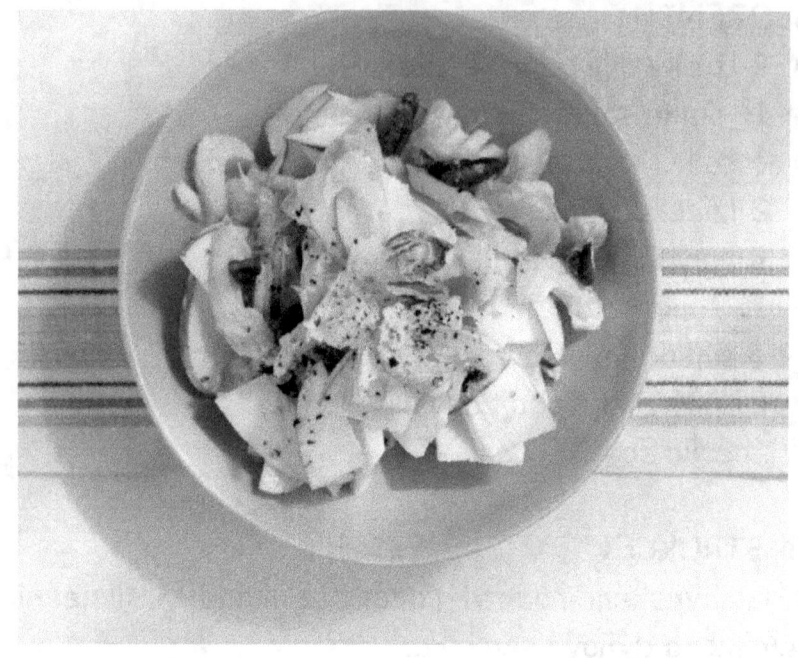

Vyrábí: 1 porce

SLOŽENÍ:
- ¼ šálku vlašských ořechů, namočených a nasekaných
- 1 jablko, nakrájené na kousky
- 1 řapíkatý celer, nakrájený na kousky velikosti sousta

INSTRUKCE:
a) Smíchejte všechny přísady.

29. Spirulina kuličky

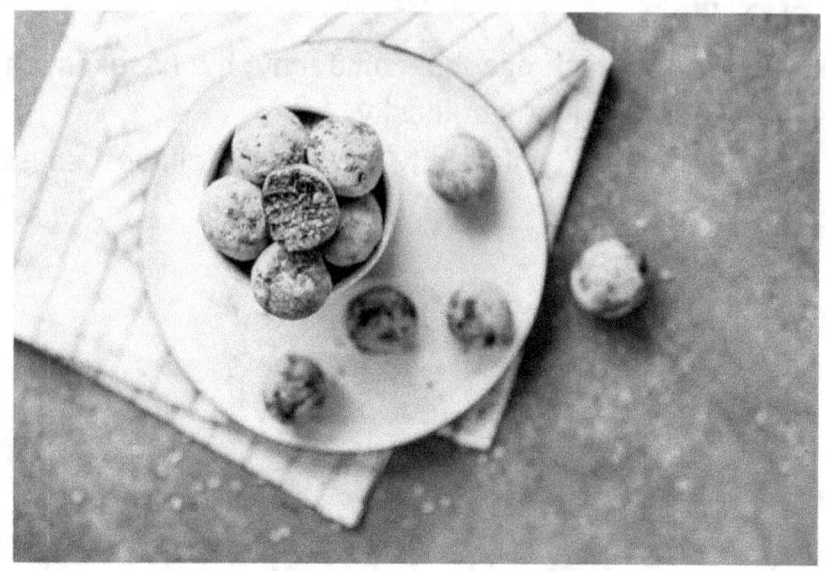

Počet: 10-15 kuliček

SLOŽENÍ:
- strouhaná citronová kůra ze 2 citronů
- 3 šálky lískových ořechů
- 1 lžička prášku spiruliny
- 1½ šálku rozinek, namočených
- 2 lžíce kokosového oleje

INSTRUKCE:
a) V kuchyňském robotu umelte lískové ořechy najemno.
b) Přidejte rozinky a ještě jednou zpracujte.
c) Přidejte kokosový olej, citronovou kůru a prášek ze spiruliny.
d) Smotejte do kuliček o velikosti sousta.

30. Svačina P , P a P

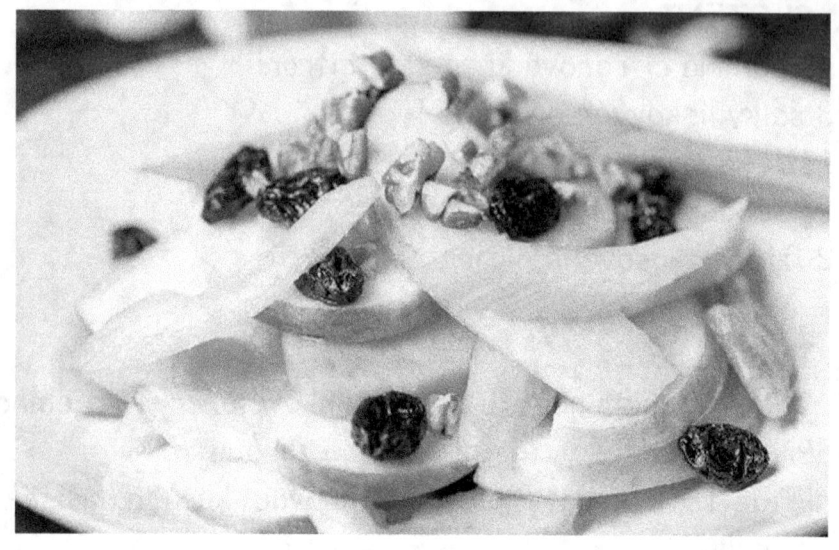

Vyrábí: 1 porce

SLOŽENÍ:
- ¼ papáje, nakrájená
- ¼ šálku pekanových ořechů, nasekaných
- 1 hruška, nakrájená

INSTRUKCE:
a) Všechny ingredience vhoďte do mísy.

31. Cibulové sušenky

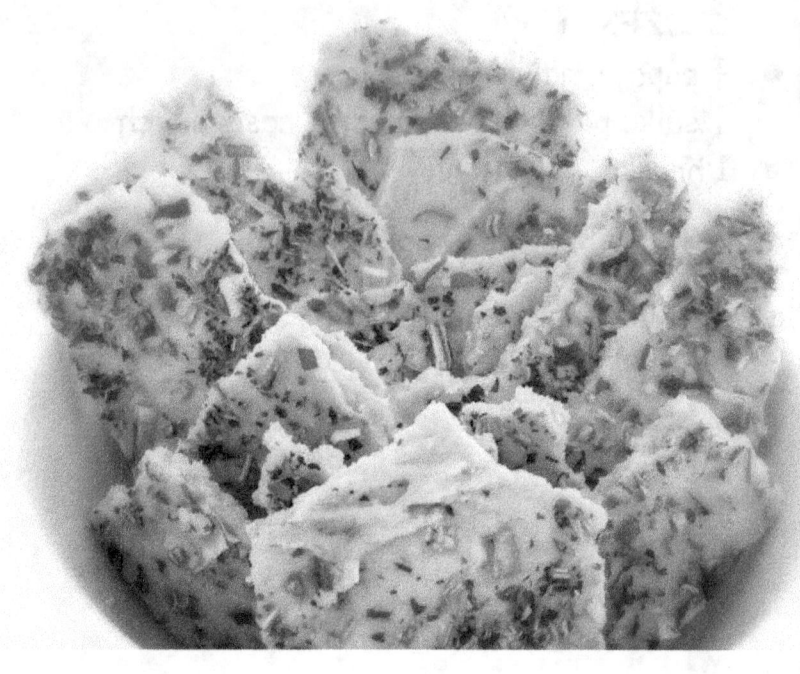

Počet porcí: 3 porce

SLOŽENÍ:

- 1½ šálku dýňových semínek
- 1 červená cibule, nakrájená na malé kostičky
- ½ šálku lněného semínka namočeného v 1 šálku vody na 4 hodiny

INSTRUKCE:

a) V kuchyňském robotu rozdrťte dýňová semínka, dokud nebudou nakrájena najemno.
b) Vmícháme len a červenou cibuli.
c) Rozprostřete v tenké a rovnoměrné vrstvě na pergamenový papír.
d) Dehydratujte po dobu 10 hodin, vyklopte po 5 hodinách.
e) Nakrájejte na kousky velikosti krekry.

32. Žlutý květák, pepřový salát

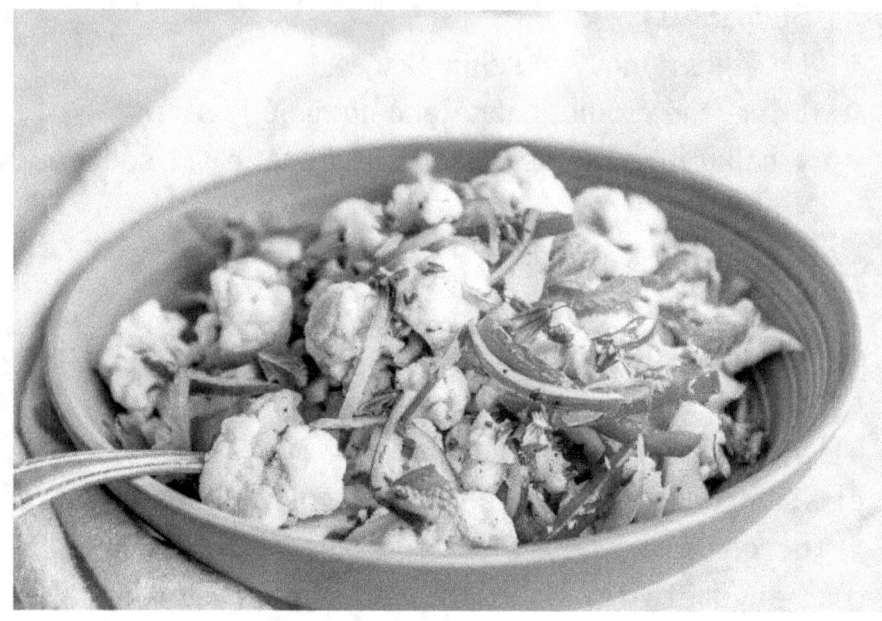

Vyrábí: 2 porce

SLOŽENÍ:

- špetka soli
- 2 lžíce kari
- 1 žlutá paprika
- 1 květák nakrájený na růžičky
- 1 lžíce olivového oleje
- 2 lžičky limetkové šťávy
- 1¼ unce výhonků hrachu
- ¾ šálku slunečnicových semínek
- 1 avokádo

INSTRUKCE:

a) V kuchyňském robotu rozdrťte růžičky květáku, dokud nejsou nakrájené nadrobno.
b) Přidejte limetkovou šťávu, sůl, olivový olej a kari a zpracujte, dokud se dobře nespojí.
c) Dejte do misky.
d) Papriky nakrájejte na kousky a spojte je s květákem, výhonky hrášku a slunečnicovými jádry.
e) Podávejte s plátky avokáda.

33. Kořeněný popcorn na sporáku

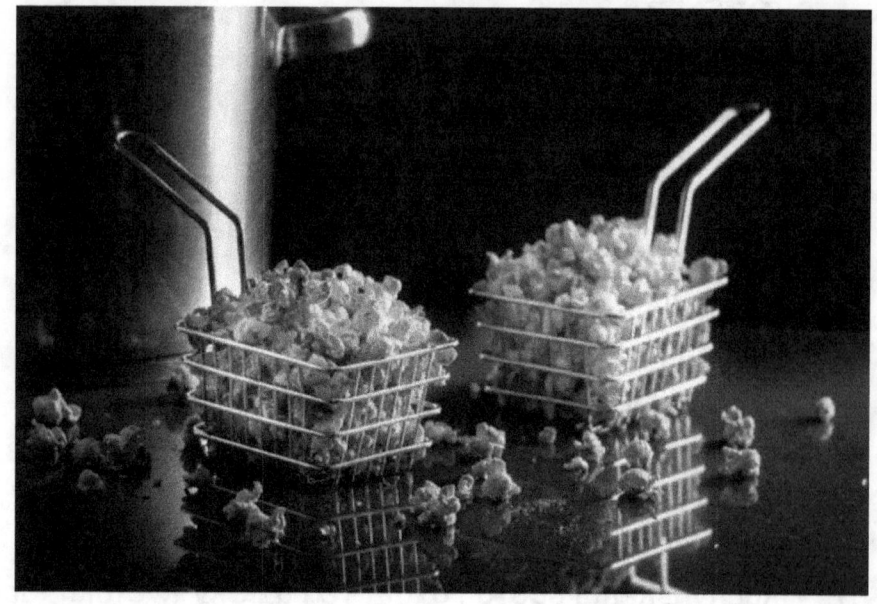

Počet porcí: 10 porcí

SLOŽENÍ:
- 1 lžíce oleje
- 1 lžička garam masala
- ½ šálku nevařených jader popcornu
- 1 lžička hrubé mořské soli

INSTRUKCE:
a) V hluboké, těžké pánvi rozehřejte olej na středním plameni.
b) Vmíchejte semínka popcornu.
c) Vařte 7 minut s přikrytou pánví.
d) Vypněte oheň a nechte popcorn 3 minuty odležet pod pokličkou.
e) Přidejte sůl a masalu podle chuti.

34. Masala Papad

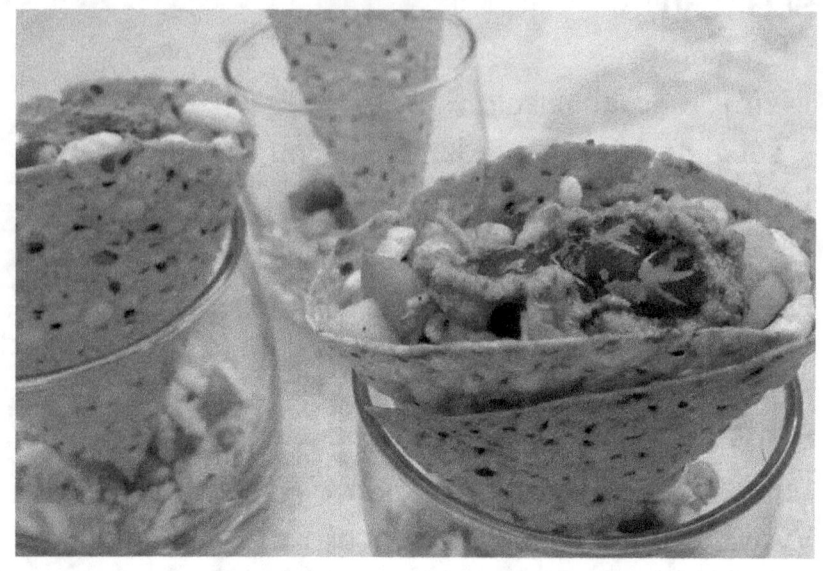

Vyrábí: 6-10 oplatek

SLOŽENÍ:
- 1 červená cibule, oloupaná a nasekaná
- 2 rajčata, nakrájená na kostičky
- 1 lžička Chaat masala
- 1 balení papadu zakoupeného v obchodě
- 1 zelené thajské chile, zbavené stopky, nakrájené nadrobno
- Prášek z červeného chilli nebo cayenne, podle chuti
- 2 lžíce oleje

INSTRUKCE:
a) Pomocí kleští zahřívejte na varné desce jeden papad po druhém.
b) Papady položte na tác.
c) Každý padpad lehce potřete olejem.
d) Smíchejte cibuli, rajčata a chilli v misce.
e) Na každý papad položte 2 polévkové lžíce cibulové směsi.
f) Posypte každý papad chaat masalou a červeným chile práškem.

35. Pečené ořechy masala

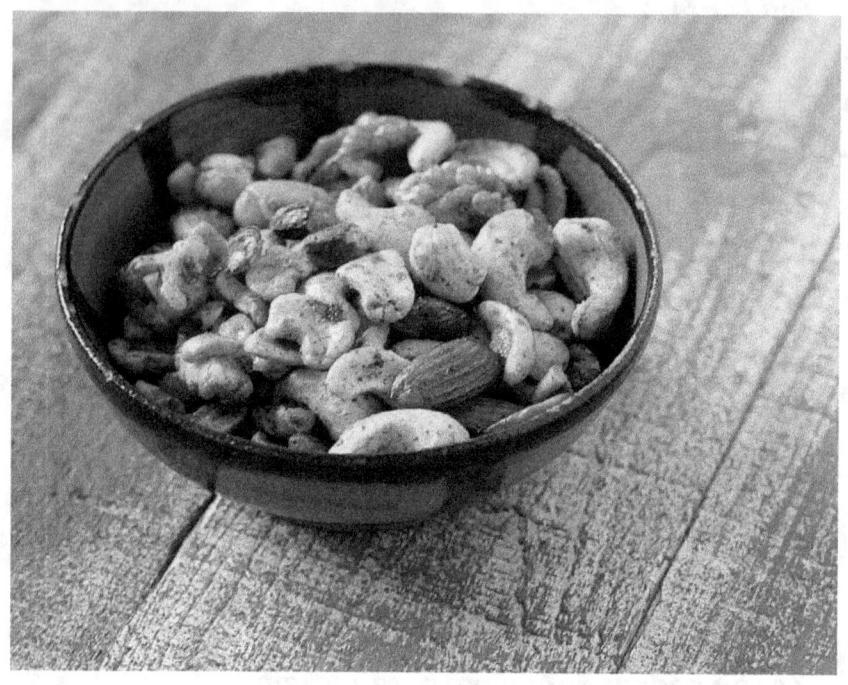

Počet porcí: 4 porce

SLOŽENÍ:
- 2 šálky syrových mandlí
- 1 lžíce garam masala
- 2 šálky syrových kešu oříšků
- 1 lžička hrubé mořské soli
- ¼ šálku zlatých rozinek
- 1 lžíce oleje

INSTRUKCE:
a) Předehřejte troubu na 425 °F s mřížkou v horní poloze.
b) Ve velké míse smíchejte všechny ingredience kromě rozinek a promíchejte, dokud nebudou ořechy rovnoměrně obaleny.
c) Ořechovou směs položte na připravený plech v jedné vrstvě.
d) Pečte 10 minut, v polovině jemně promíchejte.
e) Po přidání rozinek nechte směs vychladnout alespoň 20 minut.

36. Čajem kořeněné pražené mandle a kešu

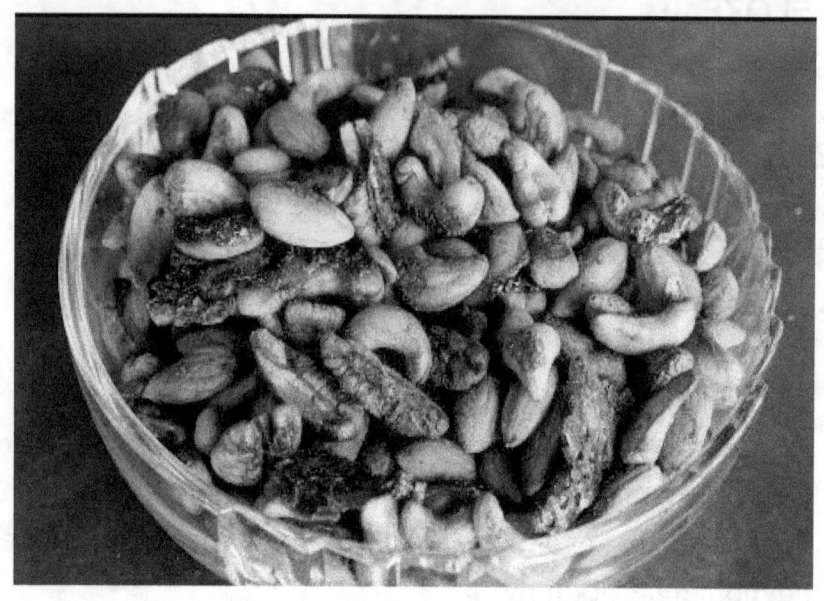

Počet porcí: 4 porce

SLOŽENÍ:
- 2 šálky syrových mandlí
- ½ lžičky hrubé mořské soli
- 1 lžíce Chai masala
- 2 šálky syrových kešu oříšků
- 1 lžíce jaggery nebo hnědého cukru
- 1 lžíce oleje

INSTRUKCE:
a) Předehřejte troubu na 425 °F s mřížkou v horní poloze.
b) Smíchejte všechny ingredience v míse.
c) Ořechovou směs položte na připravený plech v jedné vrstvě.
d) Pečte 10 minut, v polovině promíchejte.
e) Nechte 20 minut vychladnout.

37. Pikantní cizrnové poppers

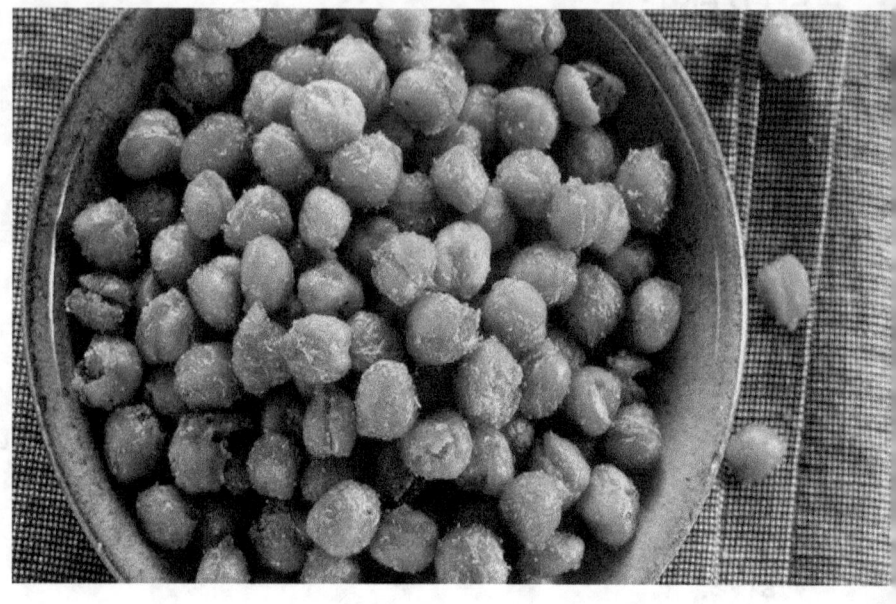

Počet porcí: 4 porce

SLOŽENÍ:
- 2 lžíce oleje
- 1 lžíce garam masala
- 2 lžičky hrubé mořské soli
- 4 šálky uvařené cizrny, opláchnuté a scezené
- 1 lžička červeného chilli prášku

INSTRUKCE:
a) Předehřejte troubu na 425 °F s mřížkou v horní poloze.
b) V míse jemně smíchejte všechny ingredience.
c) Ochucenou cizrnu položte na plech v jedné vrstvě.
d) Pečte 15 minut.
e) Jemně promícháme, aby se cizrna uvařila rovnoměrně, a vaříme dalších 10 minut.
f) Nechte 15 minut vychladnout.
g) Dochuťte práškem z červeného chilli, kajenským pepřem nebo paprikou.

38. Pečené zeleninové čtverečky

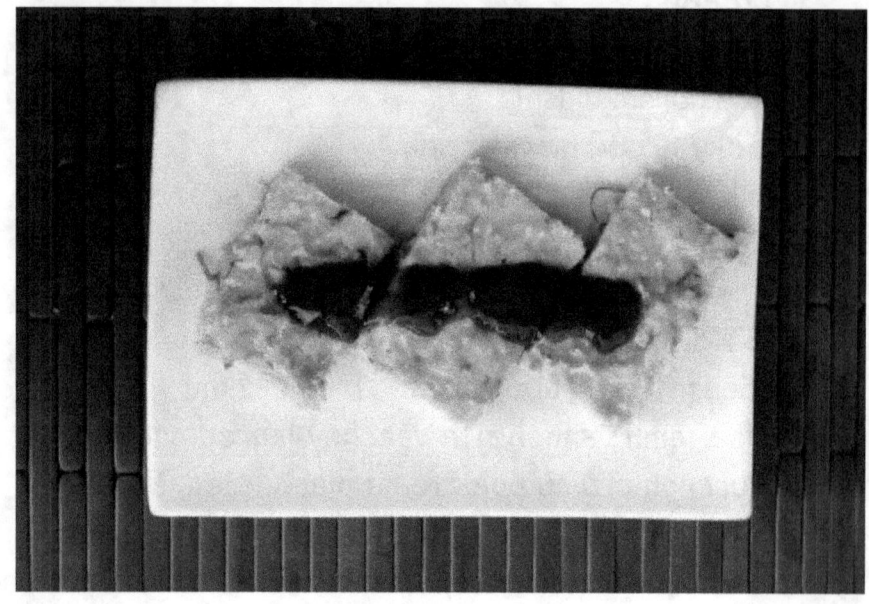

Dělá: 25 čtverců

SLOŽENÍ:

- 1 šálek nastrouhaného květáku
- ½ žluté nebo červené cibule, oloupané a nakrájené na kostičky
- 2 šálky strouhaného bílého zelí
- 1 kus kořene zázvoru, oloupaný a nastrouhaný nebo nasekaný
- 1 čajová lžička červeného chilského prášku nebo cayenne
- ¼ lžičky prášku do pečiva
- ¼ šálku oleje
- 1 hrnek nastrouhané cukety
- 4 nakrájené zelené thajské, serrano nebo kajenské chilli papričky
- ¼ šálku mletého čerstvého koriandru
- ½ brambor, oloupaných a nastrouhaných
- 3 šálky gramové mouky
- ½ 12uncového balení hedvábného tofu
- 1 lžíce hrubé mořské soli
- 1 lžička prášku z kurkumy

INSTRUKCE:

a) Předehřejte troubu na 350 stupňů Fahrenheita.

b) Předehřejte čtvercový pekáč.

c) Smíchejte zelí, květák, cuketu, brambory, cibuli, kořen zázvoru, chilli a koriandr v mixovací nádobě.

d) Pomalu vmíchejte gram mouky, dokud se dobře nespojí.
e) Tofu rozmixujte v kuchyňském robotu do hladka.
f) K zeleninové směsi přidejte rozmixované tofu, sůl, kurkumu, prášek z červeného chilli, prášek do pečiva a olej. Směs.
g) Směs nalijte do připraveného pekáče.
h) Pečte 50 minut.
i) Před nakrájením na čtverce nechte 10 minut vychladnout.
j) Podávejte s vámi preferovaným chutney.

39. Pikantní sladké bramborové placičky

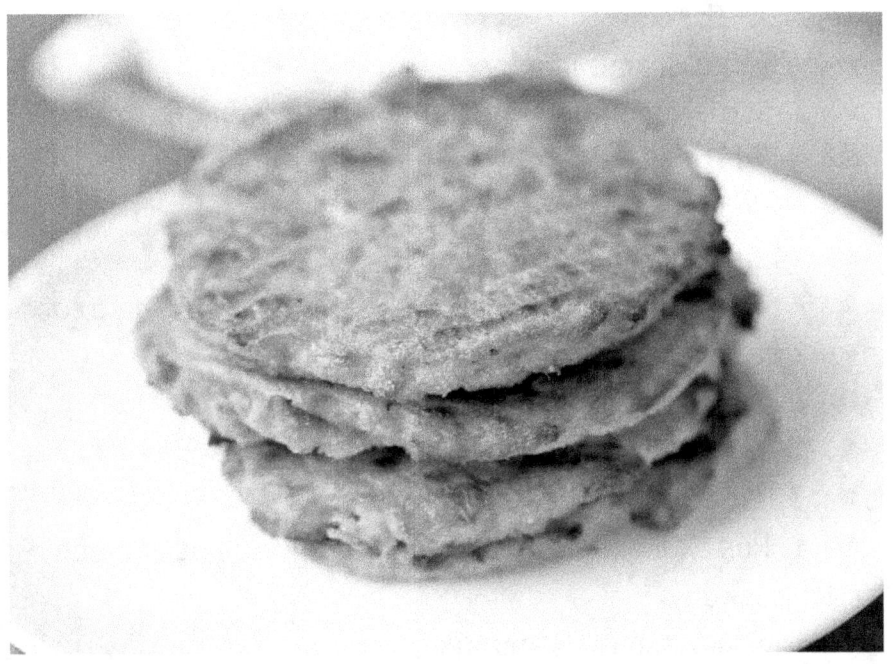

Počet: 10 placiček

SLOŽENÍ:
- ½ šálku gramu mouky
- 1 sladký brambor, oloupaný a nakrájený na kostičky
- ½ žluté nebo červené cibule, oloupané a nakrájené nadrobno
- 1 lžíce citronové šťávy
- Nakrájená čerstvá petržel nebo koriandr na ozdobu
- 1 lžička prášku z kurkumy
- 1 lžička mletého koriandru
- 1 lžička garam masala
- 3 lžíce oleje, rozdělené
- 1 kus kořene zázvoru, oloupaný a nastrouhaný nebo nasekaný
- 1 lžička semínek kmínu
- 1 čajová lžička červeného chilského prášku nebo cayenne
- 1 šálek hrášku, čerstvého nebo mraženého
- 1 zelené thajské, serrano nebo kajenské chilli, nakrájené
- 1 lžička hrubé mořské soli

INSTRUKCE:
a) Brambory vařte v páře 7 minut nebo do změknutí.
b) Jemně rozdrobíme šťouchadlem na brambory.
c) V mělké pánvi rozehřejte na středním plameni 2 lžíce oleje.

d) Přidejte kmín a vařte 30 sekund, nebo dokud nezaprská.
e) Přidejte cibuli, kořen zázvoru, kurkumu, koriandr, garam masalu a prášek z červeného chilli.
f) Vařte další 3 minuty nebo do změknutí.
g) Nechte směs vychladnout.
h) Jakmile směs vychladne, přidejte ji k bramborám spolu s hráškem, zeleným chilli, solí, gram mouky a citronovou šťávou.
i) Důkladně promíchejte rukama.
j) Ze směsi tvarujte placičky a dejte je na plech.
k) Zbývající 1 lžíci oleje rozehřejte v těžké pánvi na středním plameni.
l) Placičky vařte v dávkách 3 minuty z každé strany.
m) Podávejte ozdobené čerstvou petrželkou nebo koriandrem.

HLAVNÍ CHOD: ZELENINA

40. Kořeněné tofu a rajčata

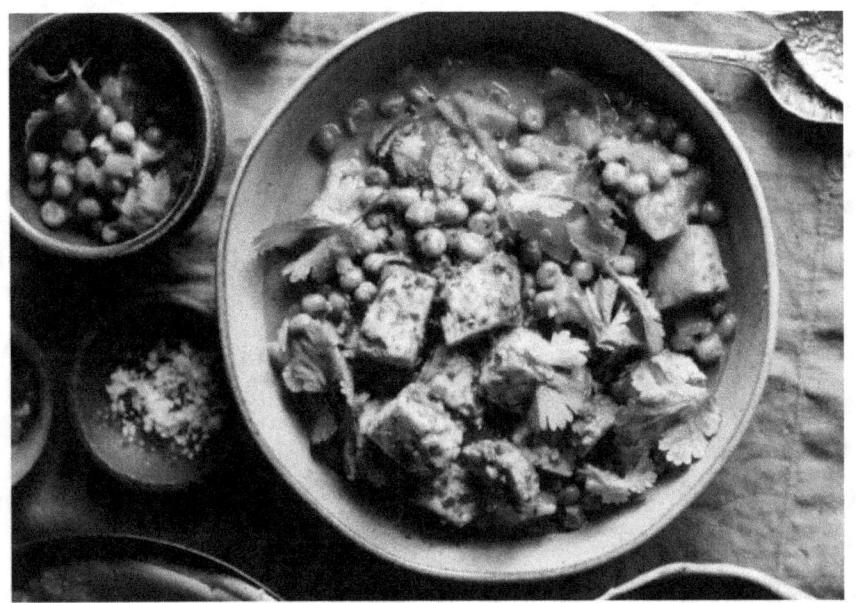

Počet porcí: 4 porce

SLOŽENÍ:

- 2 lžíce oleje
- 1 lžíce semínek kmínu
- 1 lžička prášku z kurkumy
- 1 červená nebo žlutá cibule, oloupaná a nasekaná
- 1 kus kořene zázvoru, oloupaný a nastrouhaný nebo nasekaný
- 6 stroužků česneku, oloupaných a nastrouhaných nebo nasekaných
- 2 rajčata, oloupaná a nakrájená
- 4 nakrájené zelené thajské, serrano nebo kajenské chilli papričky
- 1 lžíce rajčatového protlaku
- Dvě 14-uncová balení extra pevného organického tofu, pečeného a nakrájeného na kostky
- 1 lžíce garam masala
- 1 polévková lžíce sušených listů pískavice, ručně lehce rozdrcených, aby se uvolnila jejich chuť
- 1 šálek vody
- 2 lžičky hrubé mořské soli
- 1 čajová lžička červeného chilského prášku nebo cayenne
- 2 zelené papriky, zbavené semínek a nakrájené na kostičky

INSTRUKCE:

a) V těžké pánvi rozehřejte olej na středním plameni.

b) Přidejte kmín a kurkumu.
c) Vařte 30 sekund, nebo dokud semínka nezaprskají.
d) Přidejte cibuli, kořen zázvoru a česnek.
e) Vařte za občasného míchání 2 až 3 minuty nebo do lehkého zhnědnutí.
f) Přidejte rajčata, chilli papričky, rajčatový protlak, garam masala, pískavice řecké seno, vodu, sůl a prášek z červeného chilli.
g) Odkryté dusíme 8 minut.
h) Po přidání papriky vařte další 2 minuty.
i) Jemně vmícháme tofu.
j) Vařte další 2 minuty, nebo dokud se důkladně nezahřeje.

41. Kmínová bramborová kaše

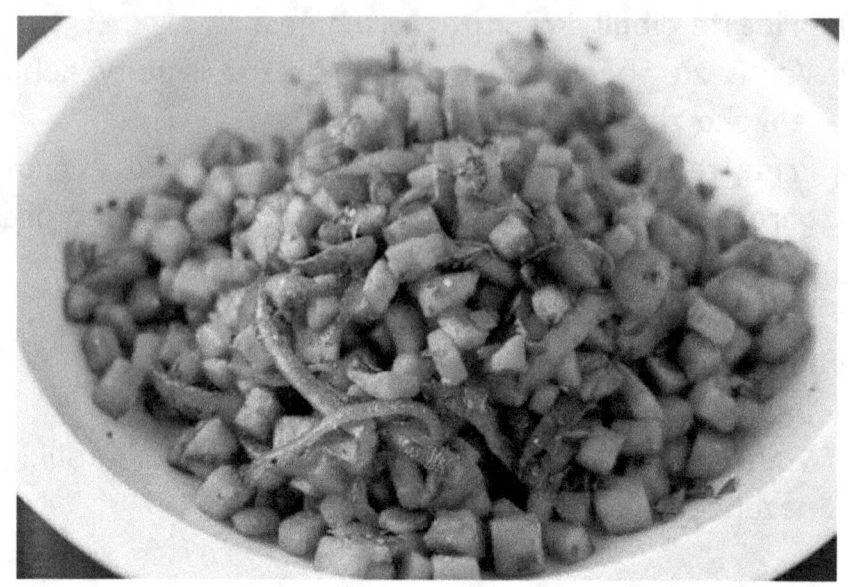

Počet porcí: 4 porce

SLOŽENÍ:
- 1 lžíce semínek kmínu
- 1 lžíce oleje
- ½ lžičky mangového prášku
- 1 zelené thajské, serrano nebo kajenské chilli papričky, zbavené stopky, nakrájené na tenké plátky
- ¼ šálku mletého čerstvého koriandru, mletého
- 1 cibule, oloupaná a nakrájená na kostičky
- ½ lžičky asafoetida
- ½ lžičky kurkumového prášku
- 1 ks kořen zázvoru, oloupaný a nastrouhaný nebo nasekaný
- Šťáva z ½ citronu
- 3 vařené brambory, oloupané a nakrájené na kostičky
- 1 lžička hrubé mořské soli

INSTRUKCE:
a) V hluboké, těžké pánvi rozehřejte olej na středním plameni.
b) Přidejte kmín, asafoetidu, kurkumu a mango.
c) Vařte 30 sekund, nebo dokud semínka nezaprskají.
d) Přidejte cibuli a kořen zázvoru a vařte další minutu za stálého míchání, aby se nepřilepily.
e) Přidejte brambory a sůl.
f) Vařte, dokud se brambory důkladně neprohřejí.
g) Navrch ozdobte chilli, koriandrem a citronovou šťávou.

h) Podávejte s roti nebo naanem nebo rolované v besan poora nebo dosa.

42. Hořčičný bramborový hash

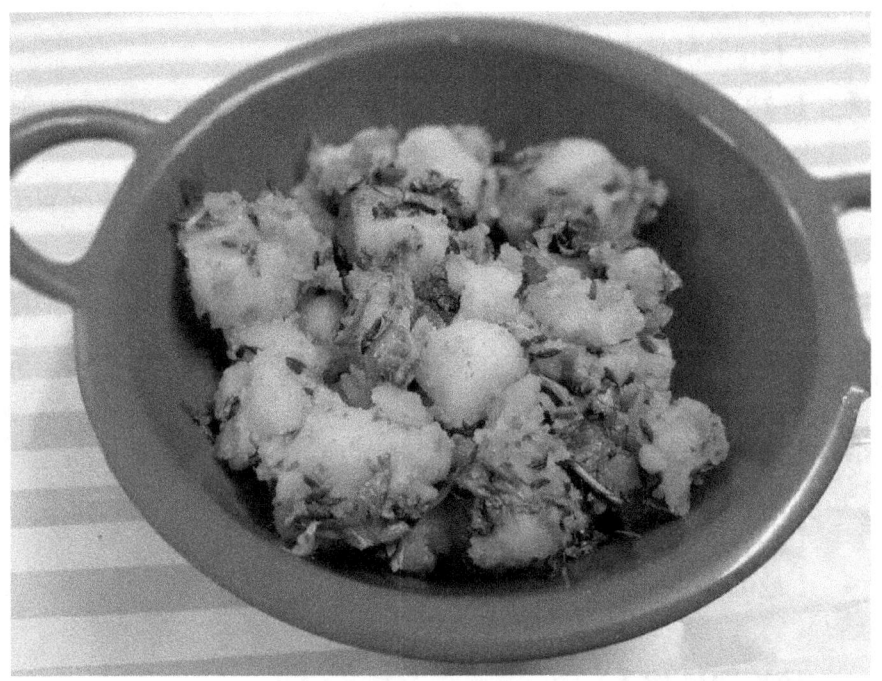

Počet porcí: 4 porce

SLOŽENÍ:
- 1 lžíce oleje
- 1 žlutá nebo červená cibule, oloupaná a nakrájená na kostičky
- 3 vařené brambory, oloupané a nakrájené na kostičky
- 1 lžička prášku z kurkumy
- 1 zelené thajské, serrano nebo kajenské chilli papričky, stonky zbavené, nakrájené na tenké plátky
- 1 lžička semínek černé hořčice
- 1 polévková lžíce děleného gramu, namočená ve vroucí vodě
- 10 kari listů, nasekaných nahrubo
- 1 lžička hrubé bílé soli

INSTRUKCE:
a) V hluboké, těžké pánvi rozehřejte olej na středním plameni.
b) Přidejte kurkumu, hořčici, kari listy a scezený dělený gram.
c) Vařte 30 sekund za stálého míchání, aby se nepřilepily.
d) Vmícháme cibuli.
e) Vařte 2 minuty nebo do mírného zhnědnutí.
f) Přidejte brambory, sůl a chilli.
g) Vařte další 2 minuty.
h) Podávejte s roti nebo naanem nebo rolované v besan poora nebo dosa.

43. Léčení P ea a Bílé zelí

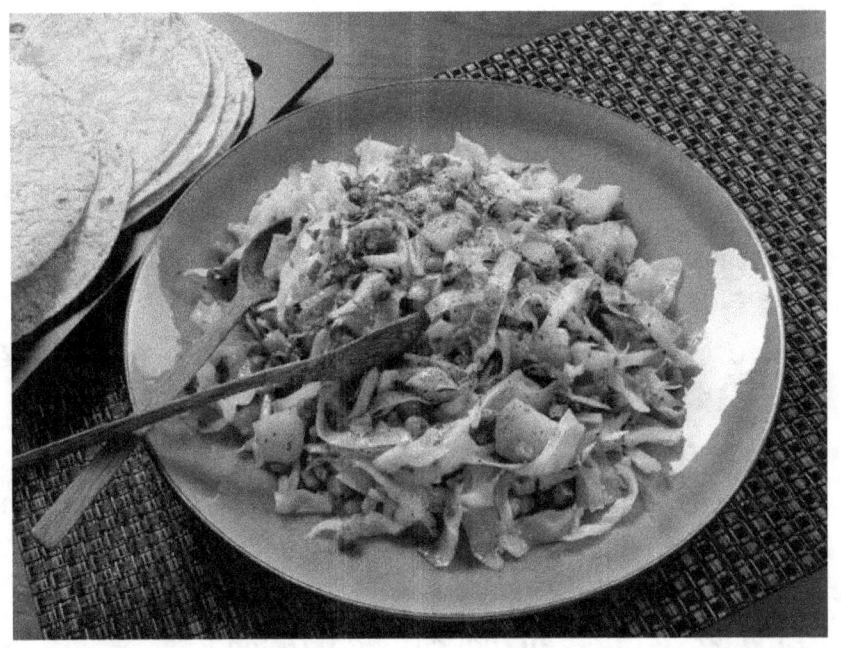

Množství: 7 šálků

SLOŽENÍ:

- 1 lžíce semínek kmínu
- 1 lžička prášku z kurkumy
- 1 šálek hrášku, čerstvého nebo mraženého
- 1 brambor, oloupaný a nakrájený na kostičky
- 1 lžička mletého koriandru
- 1 lžička mletého kmínu
- ½ žluté nebo červené cibule, oloupané a nakrájené na kostičky
- 3 lžíce oleje
- 1 ks kořen zázvoru, oloupaný a nastrouhaný nebo nasekaný
- 6 stroužků česneku, oloupaných a nasekaných
- 1 hlávkové bílé zelí, nakrájené najemno
- ½ čajové lžičky červeného chilského prášku nebo kajenského pepře
- 1½ lžičky mořské soli
- 1 zelené thajské, serrano nebo kajenské chilli, zbavené stopky, nakrájené
- 1 lžička mletého černého pepře

INSTRUKCE:
a) Smíchejte všechny ingredience a vařte 4 hodiny.

44. Zelí s hořčičnými semínky a kokosem

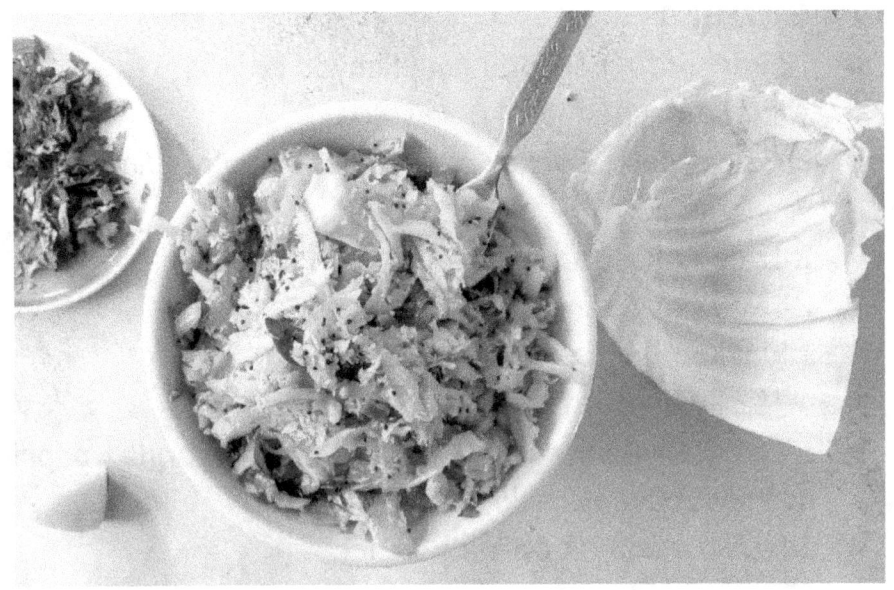

Počet porcí: 6 porcí

SLOŽENÍ:
- 12 kari listů, nahrubo nasekaných
- 1 lžička hrubé mořské soli
- 2 lžíce celé černé čočky bez slupky, namočené ve vroucí vodě
- 2 lžíce kokosového oleje
- 2 lžíce neslazeného strouhaného kokosu
- 1 hlávka bílého zelí, nakrájená
- ½ lžičky asafoetida
- 1 thajské, serrano nebo kajenské chilli papričky, stonky zbavené, nakrájené podélně
- 1 lžička semínek černé hořčice

INSTRUKCE:
a) V hluboké, těžké pánvi rozehřejte olej na středním plameni.
b) Přidejte asafoetidu, hořčici, čočku, kari listy a kokos.
c) Zahřívejte 30 sekund, nebo dokud semena nevyskočí.
d) Vyvarujte se spálení kari listů nebo kokosu.
e) Protože semínka mohou vypadnout, mějte poblíž pokličku.
f) Přidejte zelí a sůl.
g) Vařte 2 minuty za častého míchání, dokud zelí nezvadne.
h) Vmíchejte chilli papričky.
i) Ihned podávejte, teplé nebo studené, s roti nebo naanem.

45. Fazole s bramborami

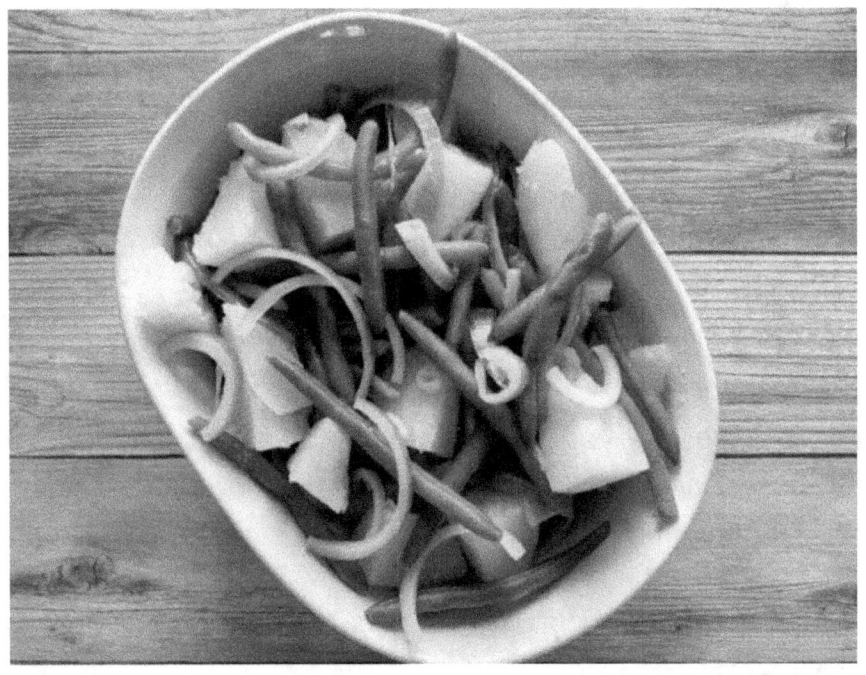

Počet porcí: 5 porcí

SLOŽENÍ:
- 1 lžička semínek kmínu
- 1 brambor, oloupaný a nakrájený na kostičky
- ¼ šálku vody
- ½ lžičky kurkumového prášku
- 1 červená nebo žlutá cibule, oloupaná a nakrájená na kostičky
- 1 ks kořen zázvoru, oloupaný a nastrouhaný nebo nasekaný
- 3 stroužky česneku, oloupané a nastrouhané nebo nasekané
- 4 šálky nakrájených fazolí
- 1 lžíce oleje
- 1 nasekané thajské, serrano nebo kajenské chilli papričky
- 1 lžička hrubé mořské soli
- 1 čajová lžička červeného chilského prášku nebo cayenne

INSTRUKCE:
a) V těžké, hluboké pánvi rozehřejte olej na středním plameni.
b) Přidejte kmín a kurkumu a vařte 30 sekund, nebo dokud semena nezačnou prskat.
c) Přidejte cibuli, kořen zázvoru a česnek.
d) Vařte 2 minuty, nebo dokud lehce nezhnědnou.
e) Přidejte brambory a za stálého míchání vařte další 2 minuty.

f) Přidejte vodu, abyste zabránili slepení.
g) Vmíchejte fazole.
h) Vařte za občasného míchání 2 minuty.
i) Přidejte chilli papričky, sůl a prášek z červeného chilli do mísy.
j) Přikryté dusíme 15 minut, dokud fazole a brambory nezměknou.

46. Lilek s bramborem

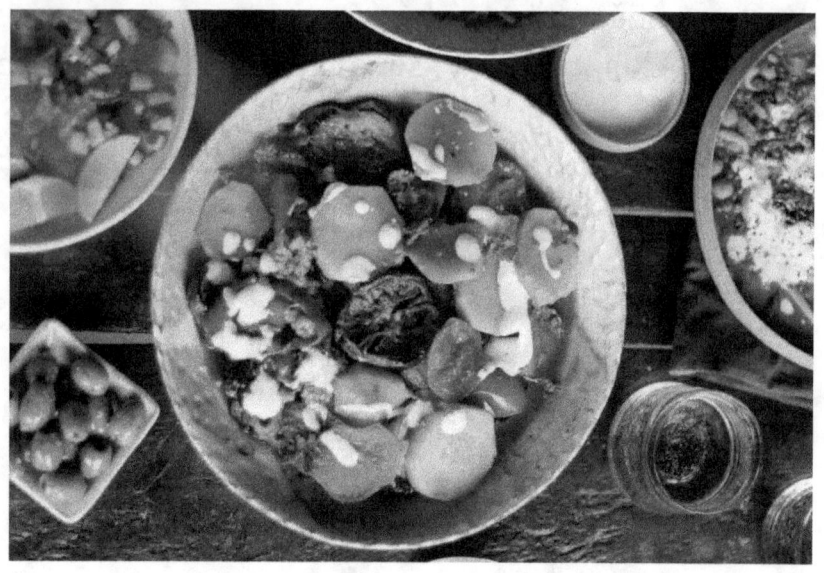

Počet porcí: 6 porcí

SLOŽENÍ:
- 2 lžíce oleje
- ½ lžičky asafoetida
- 2 lžičky hrubé mořské soli
- 1 rajče, nakrájené nahrubo
- 4 lilky se slupkou, hrubě nakrájené, včetně dřevnatých konců
- 1 lžíce mletého koriandru
- 2 nakrájené thajské, serrano nebo kajenské chilli papričky
- 1 lžička semínek kmínu
- ½ lžičky kurkumového prášku
- 1 kus kořene zázvoru, oloupaný a nakrájený na dlouhé zápalky
- 4 stroužky česneku, oloupané a nahrubo nasekané
- 1 lžíce garam masala
- 1 brambor, uvařený, oloupaný a nahrubo nakrájený
- 1 cibule, oloupaná a nahrubo nakrájená
- 1 čajová lžička červeného chilského prášku nebo cayenne
- 2 lžíce nasekaného čerstvého koriandru na ozdobu

INSTRUKCE:
a) V hluboké, těžké pánvi rozehřejte olej na středním plameni.
b) Přidejte asafoetidu, kmín a kurkumu.
c) Vařte 30 sekund, nebo dokud semínka nezaprskají.
d) Přidejte kořen zázvoru a česnek.

e) Vařte další 2 minuty, nebo dokud cibule a chilli nezhnědnou.
f) Po přidání rajčat vařte 2 minuty.
g) Vmícháme lilek a brambory.
h) Přidejte sůl, garam masalu, koriandr a prášek z červeného chilli.
i) Vařte ještě 10 minut.
j) Podávejte s roti nebo naanem a ozdobené koriandrem.

47. Masala růžičková kapusta

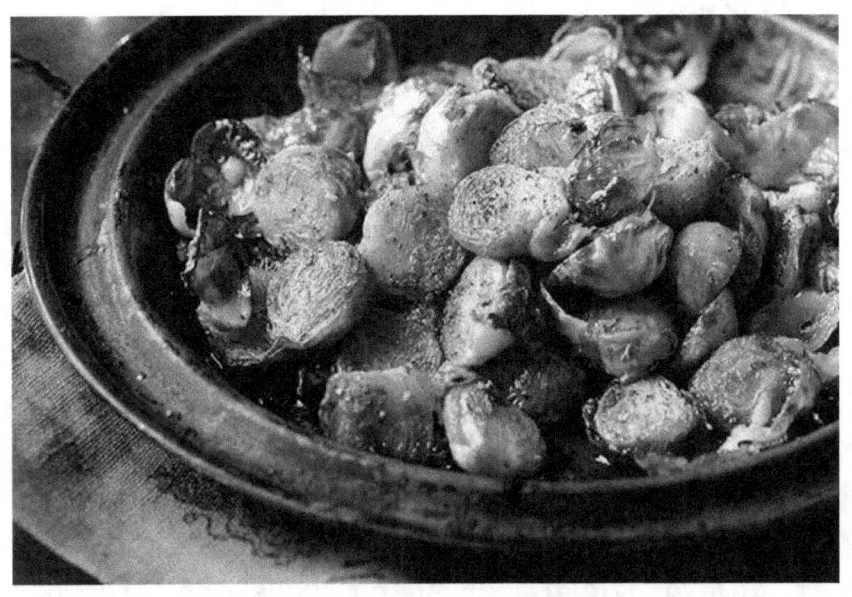

Počet porcí: 4 porce

SLOŽENÍ:
- 1 lžíce oleje
- 1 lžička semínek kmínu
- 2 šálky Gila Masala
- 1 šálek vody
- 4 lžíce kešu smetany
- 4 šálky růžičkové kapusty, oříznuté a rozpůlené
- 2 nakrájené thajské, serrano nebo kajenské chilli papričky
- 2 lžičky hrubé mořské soli
- 1 lžička garam masala
- 1 lžička mletého koriandru
- 1 čajová lžička červeného chilského prášku nebo cayenne
- 2 lžíce nasekaného čerstvého koriandru na ozdobu

INSTRUKCE:
a) V hluboké, těžké pánvi rozehřejte olej na středním plameni.
b) Přidejte římský kmín a vařte 30 sekund, nebo dokud semena nezaprskají.
c) Přidejte léčivou rajčatovou polévku, vodu, kešu smetanu, růžičkovou kapustu, chilli papričky, sůl, garam masalu, koriandr a prášek z červeného chilli.
d) Přivést k varu.
e) Vařte 12 minut, dokud růžičková kapusta nezměkne.
f) Navrch dejte koriandr.

48. Řecký květák

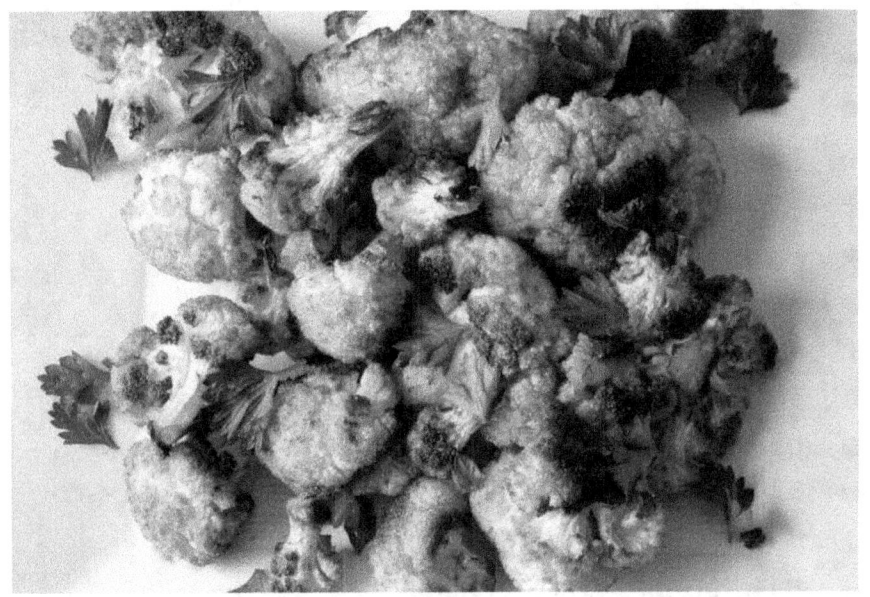

Vyrábí: 2

SLOŽENÍ:
- ½ květáku nakrájeného na kostičky
- 2 rajčata
- 1 okurka, nakrájená na kostičky
- ½ červené papriky, nakrájené na kostičky
- ½ svazku máty
- ½ svazku koriandru
- ½ svazku bazalky
- ¼ šálku pažitky
- 10 černých oliv, vypeckovaných
- ½ krabice slunečnicových výhonků, asi 1,5 unce
- 1 lžíce olivového oleje
- ½ lžičky limetkové šťávy

INSTRUKCE:
a) Květák rozdrťte v kuchyňském robotu, dokud nebude připomínat kuskus.
b) Vše smíchejte v míse, včetně oliv a slunečnicových klíčků.
c) Zakápněte olejem a vymačkejte limetku a poté spojte.

49. Krémové cuketové těstoviny

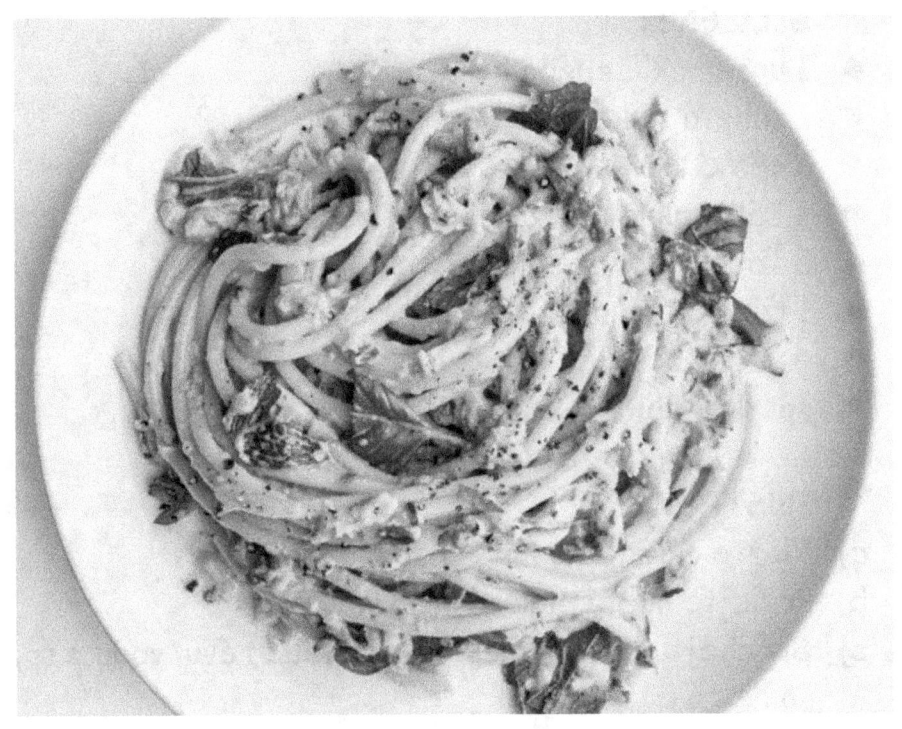

Vyrábí: 2

SLOŽENÍ:
- 1 unce naklíčeného hrášku
- 1 cuketa, julienned

KRÉMOVÁ OMÁČKA:
- ½ šálku piniových oříšků, mletých
- 2 lžíce olivového oleje
- 1 lžíce citronové šťávy
- 4 lžíce vody
- špetka soli

INSTRUKCE:
a) Vložte cuketu do mísy a dochuťte solí.
b) Přidejte mleté piniové oříšky.
c) Smíchejte olivový olej, citronovou šťávu, vodu a špetku soli.
d) Míchejte, dokud nevznikne omáčka.
e) Omáčku rozdělte na cuketu.
f) Navrch dejte výhonky hrášku.

50. Cuketa s dýňovým pestem

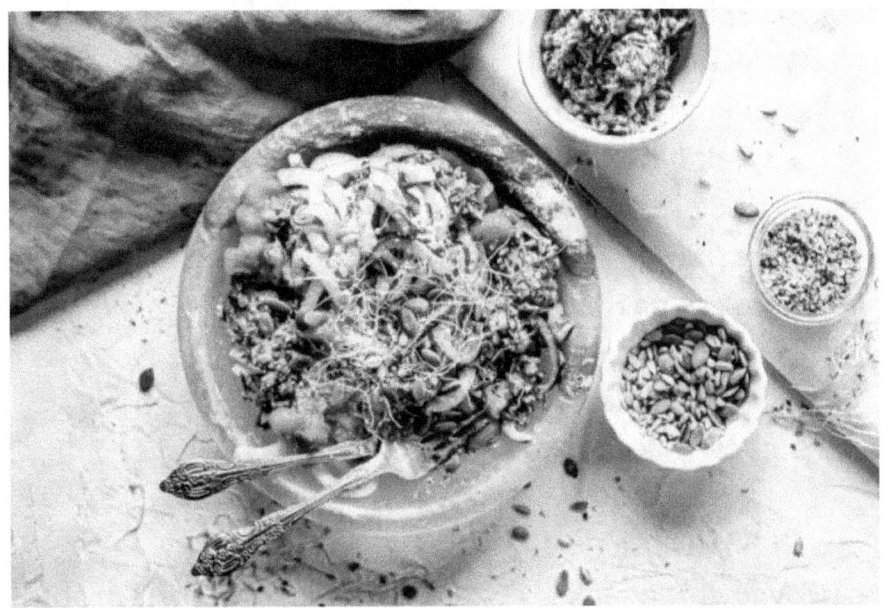

Dávkování: 2-3 porce

SLOŽENÍ:
DÝŇOVÉ PESTO:
- ½ šálku dýňových semínek
- ⅜ šálek olivového oleje
- 1 lžíce citronové šťávy
- 1 špetka soli
- 1 svazek bazalky

POLEVA:
- 7 černých oliv
- 5 cherry rajčat

INSTRUKCE:
a) Dýňová semínka rozdrťte v kuchyňském robotu na jemnou mouku.
b) Smíchejte olivový olej, citronovou šťávu a sůl, dokud se dobře nespojí.
c) Vmícháme lístky bazalky.
d) V mixovací nádobě smíchejte cuketu a pesto, navrch přidejte olivy a cherry rajčata.

51. Pilaf z koprované cukety

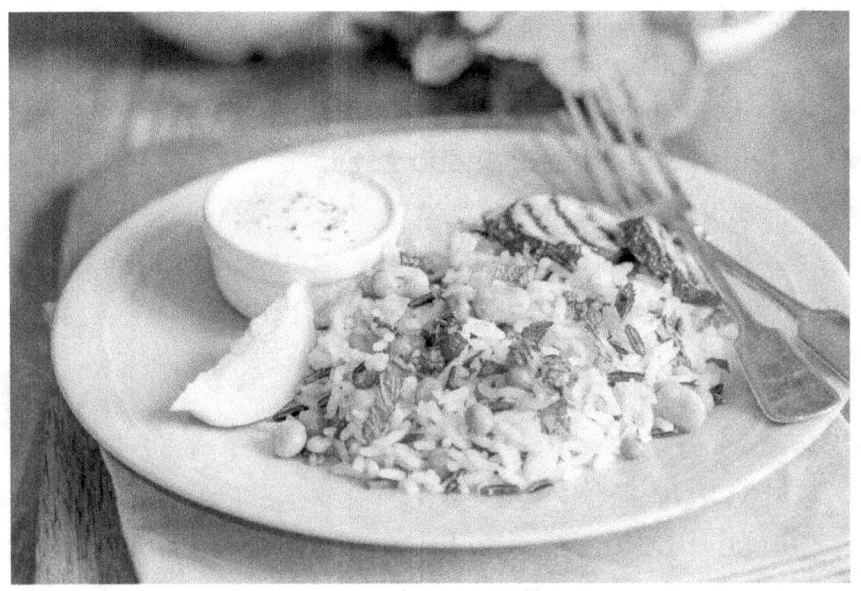

Dělá: 4-6

SLOŽENÍ:
- ¾ šálku bílé rýže basmati, opláchnuté a pasírované
- ¼ šálku quinoa, opláchnuté a přecezené
- ½ lžíce jemně nasekaného zázvoru
- 2 šálky nastrouhané cukety
- ½ šálku nasekaného kopru
- 3 lžíce organického kokosového oleje
- 2 šálky vody
- Sůl podle chuti

INSTRUKCE:
a) Rozpusťte kokosový olej a restujte zázvor 15 sekund, dokud nebude voňavý.
b) Přidejte rýži a quinou a míchejte 1 minutu.
c) Přidejte vodu, dobře promíchejte a nechte směs přejít varem. Přidejte nastrouhanou cuketu a promíchejte.
d) Přikryté dusíme 10–12 minut.
e) Přidejte kopr a sůl podle chuti, jemně promíchejte vidličkou.
f) Podávejte teplé.

52. Kuskus Cremini Pilaf

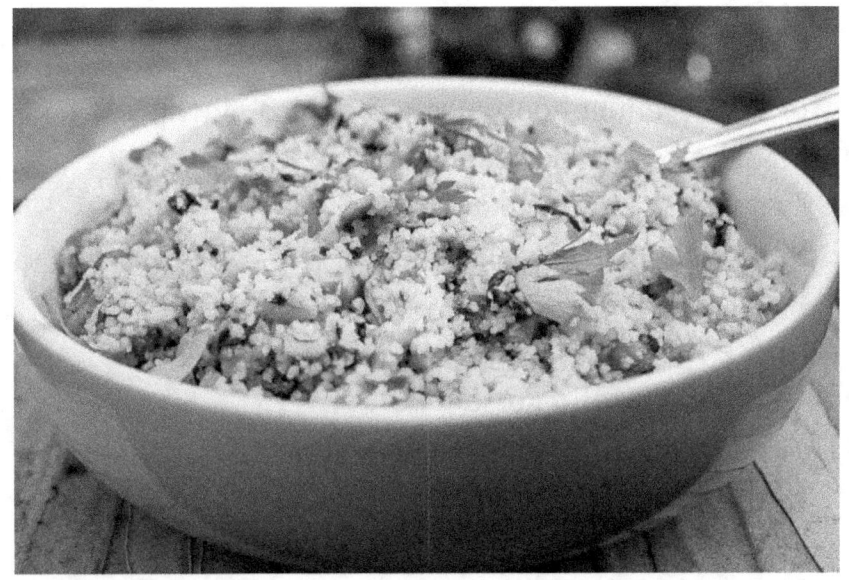

Vyrábí: 2

SLOŽENÍ:
- 3 lžíce olivového oleje, rozdělené
- 14 uncí cremini houby, nakrájené na plátky
- 1 malá cibule, nakrájená
- 2 řapíkatý celer, nakrájený
- 1 střední mrkev, nakrájená
- ¼ šálku bílého vína
- 1 lžíce horké omáčky
- ½ lžičky mletého koriandru
- ½ lžičky mletého kmínu
- ½ lžičky cibulového prášku
- 1 šálek suchého kuskusu
- 2 hrnky zeleninového vývaru
- ½ lžičky soli
- ¼ lžičky pepře
- ¾ šálku mraženého hrášku
- 1 lžíce čerstvé petrželky, nasekané

INSTRUKCE:
a) Ve velké pánvi rozehřejte 1 lžíci olivového oleje na středně vysokou teplotu.
b) Přidejte nakrájené žampiony a restujte, dokud nezačnou hnědnout, asi 3 až 5 minut.
c) Sundejte z pánve a dejte stranou.
d) Do stejné pánve přidejte zbývající olivový olej, nakrájenou cibuli, celer a mrkev.

e) Vařte 3 až 5 minut, dokud cibule nezprůsvitní a celer nezměkne.
f) Přidejte koriandr, kmín a cibulový prášek a vmíchejte bílé víno.
g) Přidejte kuskus a zeleninový vývar, dochuťte solí a pepřem a dobře promíchejte.
h) Snižte teplotu a vařte asi 7 minut.
i) Přidejte horkou omáčku a mražený hrášek a pokračujte ve vaření další 3 minuty.
j) Vmícháme houby.
k) Ozdobte čerstvou petrželkou a podávejte teplé.

53. Léčivé chřestové rizoto

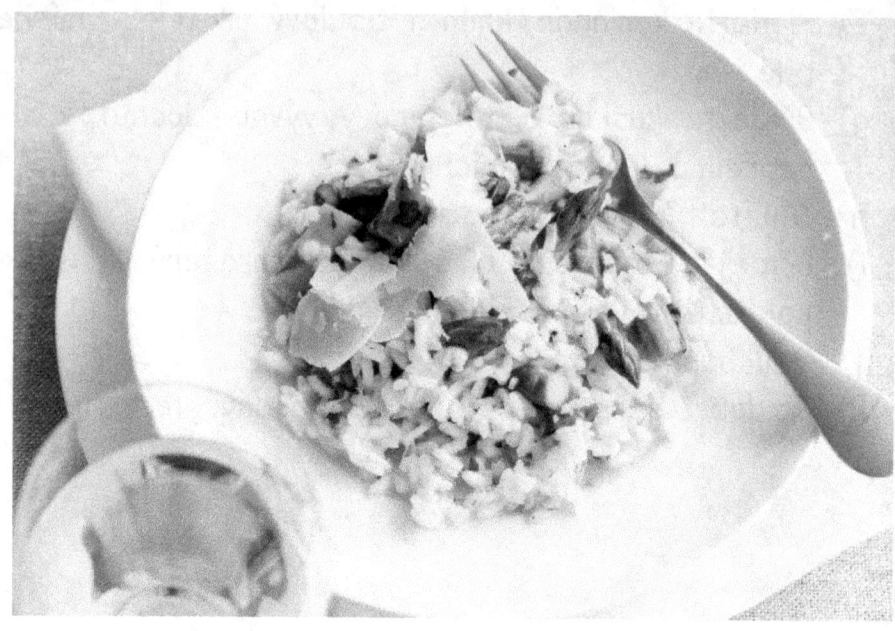

Vyrábí: 2

SLOŽENÍ:
- 1 cibule, nakrájená na kostičky
- 3 stroužky česneku, nakrájené na kostičky
- 1 mrkev, nastrouhaná
- Zeleninový vývar
- 10 chřestů, nakrájených
- 1 šálek hrášku, čerstvého nebo mraženého
- 250 g rýže arborio
- 1 lžíce olivového oleje
- sůl a pepř na dochucení
- čerstvé bylinky

INSTRUKCE:
a) V hrnci přiveďte zeleninový vývar k mírnému varu.
b) V pánvi se širokým dnem rozehřejte na středním plameni trochu olivového oleje.
c) Vložte do vrchní části chřestu a zlehka je opékejte 2 minuty.
d) Vyjměte z pánve, poté do stejné pánve, přidejte nakrájenou cibuli a orestujte je dozlatova a průsvitnosti.
e) Přidejte česnek a mrkev, minutu nebo dvě restujte, poté přidejte kousky rýže a chřestu a dobře promíchejte.
f) Po minutě až dvou zalijte polovinou zeleninového vývaru a nechte rýži absorbovat tekutiny.

g) Oškrábejte dno pánve, aby tam nebyly zbytky a rýži v tekutině dobře promíchejte.
h) Stáhneme plamen na minimum a necháme rizoto provařit a povařit.
i) Každých pár minut promíchejte a podle potřeby přidejte další tekutinu.
j) Vařte rýži ještě asi 10 minut, dokud není rýže téměř uvařená, a poté vmíchejte hrášek.
k) Čerstvý hrášek potřebuje na vaření jen pár minut.
l) V tuto chvíli je vaše rizoto téměř uvařené.
m) Dochuťte solí, pepřem a nasekanými čerstvými bylinkami podle chuti.
n) Podávejte horké a přelité chřestovými vršky, několika čerstvými bylinkami a pár kapkami olivového oleje.

54. Bulgur s dýňovou omáčkou

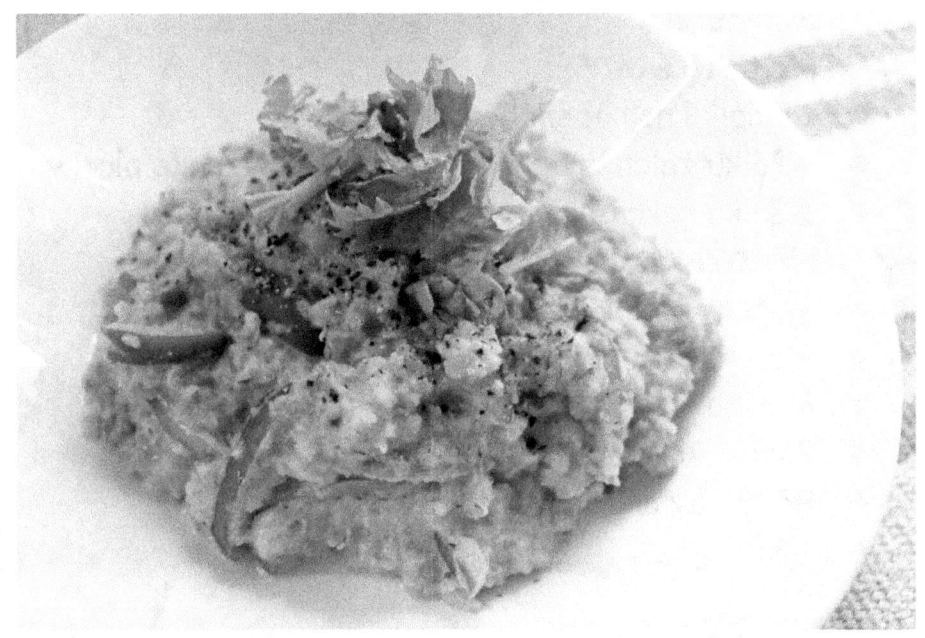

Vyrábí: 1 porce

SLOŽENÍ:
PRO BULGURY
- 1,5 šálku namočeného bulguru
- ¼ šálku zelené papriky, nakrájené na tenké plátky
- ¼ šálku nakrájených celerových listů

NA DÝŇOVOU OMÁČKU:
- ½ šálku dušené dýně
- 3 vrchovaté lžičky vařených ovesných vloček
- 1 vrchovatá polévková lžíce výživného droždí
- 2 lžíce krémového veganského tahini
- 1,5 lžičky citronové šťávy
- ¼ lžičky soli

INSTRUKCE:
a) Vložte všechny přísady omáčky do mixéru nebo kuchyňského robotu.
b) Přidejte omáčku k bulgaru a vmíchejte papriku a celerové listy.
c) Posypte čerstvě mletým černým pepřem.

HLAVNÍ CHOD: LUŠTĚNINY A OBILNINY

55. Pouliční luštěninový salát

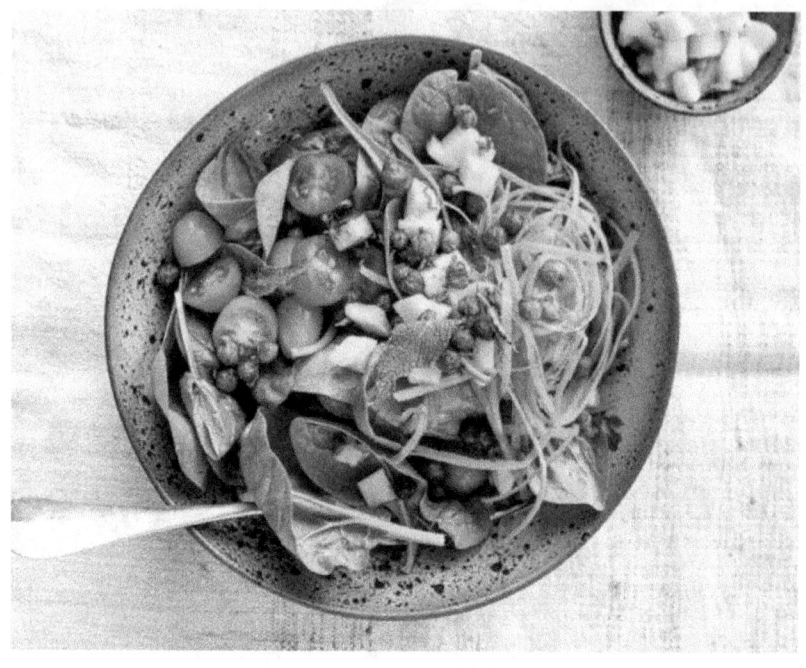

Počet porcí: 6 porcí

SLOŽENÍ:
- 4 šálky vařených fazolí nebo čočky
- 1 červená cibule, oloupaná a nakrájená na kostičky
- 1 rajče, nakrájené na kostičky
- 1 okurka, oloupaná a nakrájená na kostičky
- 1 daikon, oloupaný a nastrouhaný
- 1 zelené thajské, serrano nebo kajenské chilli, nakrájené
- $\frac{1}{4}$ šálku mletého čerstvého koriandru, mletého
- Šťáva z 1 citronu
- 1 lžička hrubé mořské soli
- $\frac{1}{2}$ lžičky černé soli
- $\frac{1}{2}$ lžičky Chaat Masala
- $\frac{1}{2}$ čajové lžičky červeného chilského prášku nebo kajenského pepře
- 1 lžička čerstvé bílé kurkumy, oloupané a nastrouhané

INSTRUKCE:
a) V hluboké misce smíchejte všechny ingredience.

56. Fazole a zelenina masala

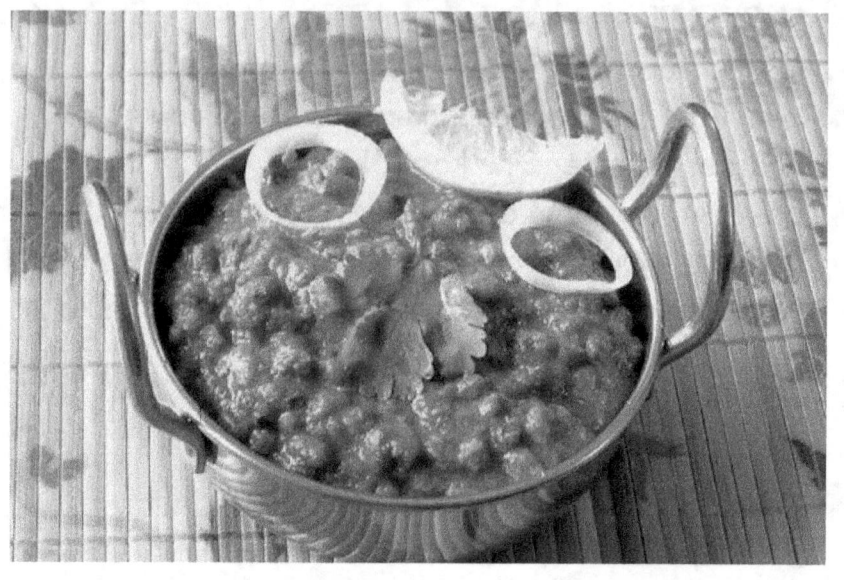

Počet porcí: 5 porcí

SLOŽENÍ:
- 1 šálek Gila Masala
- 1 šálek nakrájené zeleniny
- 2 nakrájené thajské, serrano nebo kajenské chilli papričky
- 1 lžička garam masala
- 1 lžička mletého koriandru
- 1 lžička praženého mletého kmínu
- ½ čajové lžičky červeného chilského prášku nebo kajenského pepře
- 1½ lžičky hrubé mořské soli
- 2 šálky vody
- 2 šálky vařených fazolí
- 1 lžíce nasekaného čerstvého koriandru na ozdobu

INSTRUKCE:
a) Zahřejte Gila Masala ve velkém, těžkém hrnci na středním ohni, dokud nezačne bublat.
b) Přidejte zeleninu, chilli papričky, garam masalu, koriandr, kmín, prášek z červeného chilli, sůl a vodu.
c) Vařte 20 minut, nebo dokud zelenina nezměkne.
d) Přidejte fazole.
e) Podávejte ozdobené koriandrem.

57. z celých fazolí s kokosem

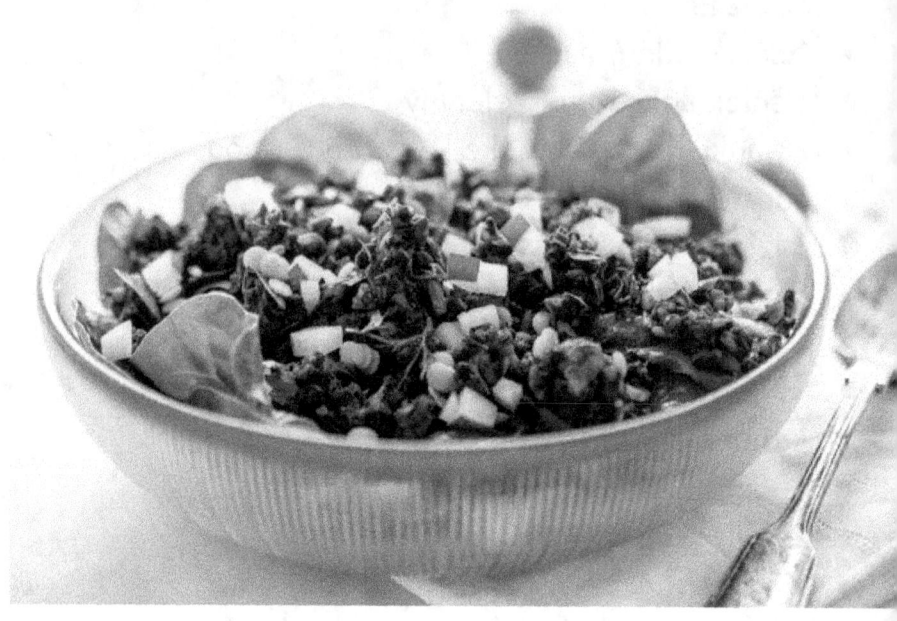

Počet porcí: 4 porce

SLOŽENÍ:

- 2 lžíce kokosového oleje
- ½ lžičky asafoetida
- 1 lžička semínek černé hořčice
- 10-12 kari listů, nahrubo nasekaných
- 2 lžíce neslazeného strouhaného kokosu
- 4 šálky vařených fazolí
- 1 lžička hrubé mořské soli
- 1 thajské, serrano nebo kajenské chilli,

INSTRUKCE:

a) V hluboké, těžké pánvi rozehřejte olej na středním plameni.
b) Přidejte asafoetidu, hořčici, kari listy a kokos.
c) Zahřívejte 30 sekund, nebo dokud semena nevyskočí.
d) Přidejte fazole, sůl a chilli.
e) Po důkladném promíchání podáváme.

58. Kari fazole nebo čočka

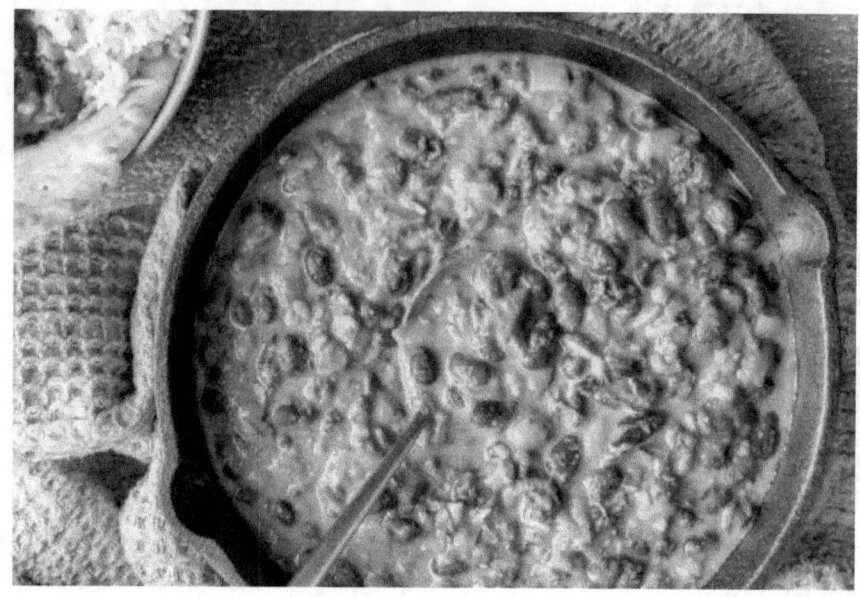

Počet porcí: 5 porcí

SLOŽENÍ:
- 2 lžíce oleje
- ½ lžičky asafoetida
- 2 lžičky semínek kmínu
- ½ lžičky kurkumového prášku
- 1 tyčinka skořice
- 1 list kasie
- ½ žluté nebo červené cibule, oloupané a nasekané
- 1 ks kořen zázvoru, oloupaný a nastrouhaný nebo nasekaný
- 4 stroužky česneku, oloupané a nastrouhané nebo nasekané
- 2 rajčata, oloupaná a nakrájená na kostičky
- 2-4 nakrájené zelené thajské, serrano nebo kajenské chilli papričky
- 4 šálky vařených fazolí nebo čočky
- 4 šálky vody
- 1½ lžičky hrubé mořské soli
- 1 čajová lžička červeného chilského prášku nebo cayenne
- 2 lžíce nasekaného čerstvého koriandru na ozdobu

INSTRUKCE:
a) V těžké pánvi rozehřejte olej na středním plameni.
b) Přidejte asafoetidu, kmín, kurkumu, skořici a list kasie a vařte 30 sekund, nebo dokud semena nezačnou prskat.

c) Přidejte cibuli a vařte 3 minuty, nebo dokud lehce nezhnědne.
d) Přidejte kořen zázvoru a česnek.
e) Vařte další 2 minuty.
f) Přidejte rajčata a zelené chilli.
g) Vařte 5 minut, nebo dokud rajčata nezměknou.
h) Po přidání fazolí nebo čočky vařte ještě 2 minuty.
i) Přidejte vodu, sůl a prášek z červeného chilli.
j) Přiveďte vodu k varu.
k) Vařte 10 až 15 minut.
l) Podávejte ozdobené koriandrem.

59. Čočka s kari listy

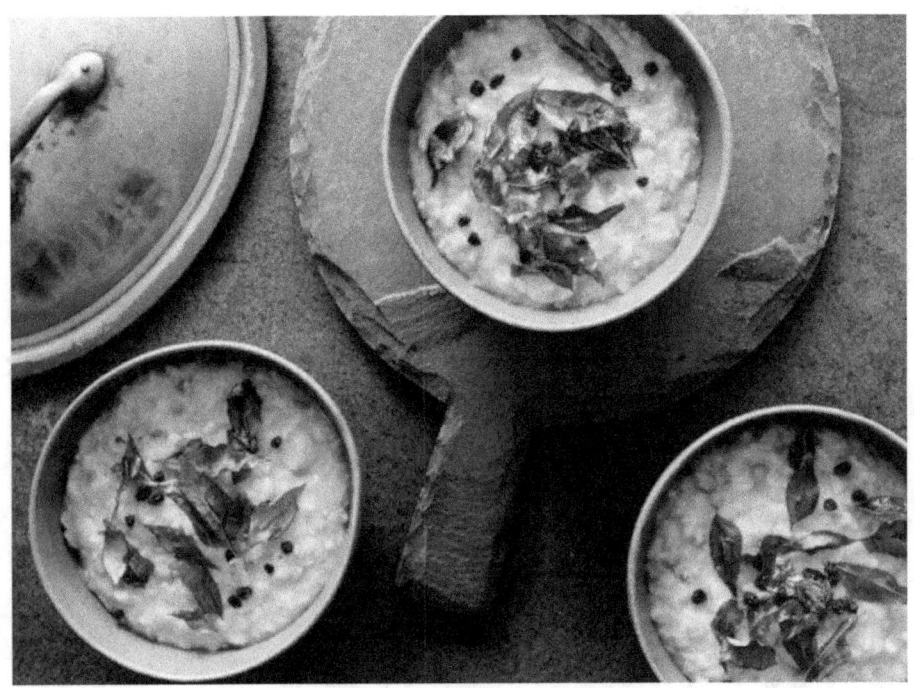

Počet porcí: 6 porcí

SLOŽENÍ:

- 2 lžíce kokosového oleje
- ½ čajové lžičky prášku asafoetida
- ½ lžičky kurkumového prášku
- 1 lžička semínek kmínu
- 1 lžička semínek černé hořčice
- 20 čerstvých kari listů, hrubě nasekaných
- 6 celých sušených červených chilli papriček, nahrubo nasekaných
- ½ žluté nebo červené cibule, oloupané a nakrájené na kostičky
- 14-uncová plechovka kokosového mléka, lehkého nebo plnotučného
- 1 šálek vody
- 1 čajová lžička Rasam Powder nebo Sambhar Masala
- 1½ lžičky hrubé mořské soli
- 1 čajová lžička červeného chilského prášku nebo kajenského pepře
- 3 šálky vařené čočky
- 1 lžíce nasekaného čerstvého koriandru na ozdobu

INSTRUKCE:

a) Předehřejte olej na středním plameni.
b) Přidejte asafoetidu, kurkumu, kmín, hořčici, kari listy a červené chilli papričky.
c) Vařte 30 sekund, nebo dokud semínka nezaprskají.
d) Vmícháme cibuli.

e) Vařte asi 2 minuty za častého míchání, aby se nepřilepily.
f) Přidejte kokosové mléko, vodu, Rasam Powder nebo Sambhar Masala, sůl a prášek z červeného chilli.
g) Přiveďte k varu a poté vařte 2 minuty, nebo dokud se chutě nerozpustí z mléka.
h) Přidejte čočku.
i) Vařte 4 minuty.
j) Podávejte ozdobené koriandrem.

60. Goan Lentil Coconut Kari

Počet porcí: 6 porcí

SLOŽENÍ:
- 1 lžíce oleje
- ½ cibule, oloupané a nakrájené na kostičky
- 1 ks kořen zázvoru, oloupaný a nastrouhaný nebo nasekaný
- 4 stroužky česneku, oloupané a nastrouhané nebo nasekané
- 1 rajče, nakrájené na kostičky
- 2 nakrájené zelené thajské, serrano nebo kajenské chilli papričky
- 1 lžíce mletého koriandru
- 1 lžíce mletého kmínu
- 1 lžička prášku z kurkumy
- 1 lžička tamarindové pasty
- 1 lžička jaggery nebo hnědého cukru
- 1½ lžičky hrubé mořské soli
- 3 šálky vody
- 4 šálky uvařené celé čočky
- 1 šálek kokosového mléka, běžného nebo světlého
- Šťáva z ½ citronu
- 1 lžíce nasekaného čerstvého koriandru na ozdobu

INSTRUKCE:
a) Zahřejte olej ve velkém, těžkém hrnci na středním plameni.
b) Přidejte cibuli a vařte 2 minuty, nebo dokud cibule lehce nezhnědne.
c) Přidejte kořen zázvoru a česnek.

d) Vařte ještě jednu minutu.
e) Přidejte rajče, chilli papričky, koriandr, kmín, kurkumu, tamarind, jaggery, sůl a vodu.
f) Přiveďte k varu, poté stáhněte na nízkou teplotu a přikryjte 15 minut.
g) Přidejte čočku a kokosové mléko.
h) Přidejte citronovou šťávu a koriandr podle chuti.

61. Luštěniny Chana Masala

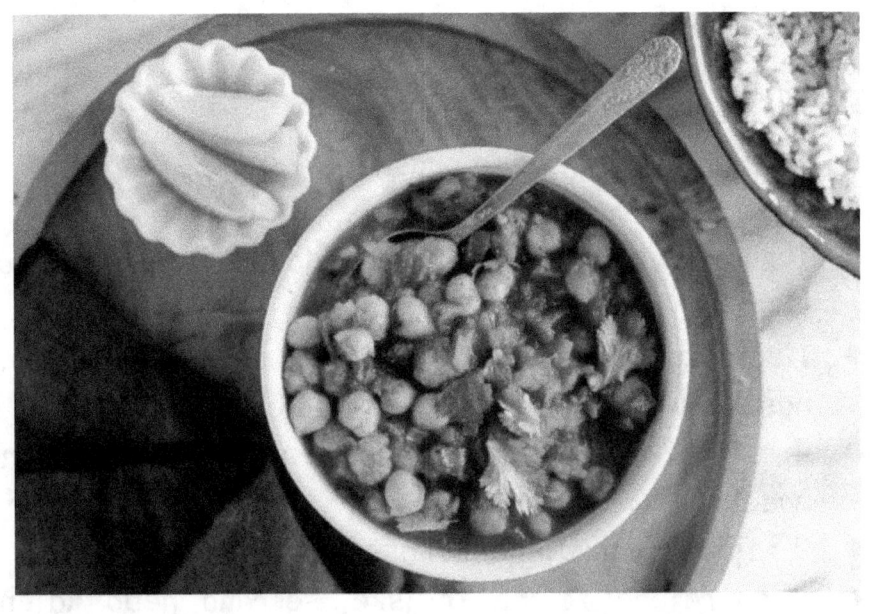

Počet porcí: 6 porcí

SLOŽENÍ:
- 2 lžíce oleje
- 1 lžička semínek kmínu
- ½ lžičky kurkumového prášku
- 2 lžíce Chana masala
- 1 žlutá nebo červená cibule, oloupaná a nakrájená na kostičky
- 1 kus kořene zázvoru, oloupaný a nastrouhaný nebo nasekaný
- 4 stroužky česneku, oloupané a nastrouhané nebo nasekané
- 2 rajčata, nakrájená na kostičky
- 2 nakrájené zelené thajské, serrano nebo kajenské chilli papričky
- 1 čajová lžička červeného chilského prášku nebo cayenne
- 1 lžíce hrubé mořské soli
- 1 šálek vody
- 4 šálky vařených fazolí nebo čočky

INSTRUKCE:
a) V hluboké, těžké pánvi rozehřejte olej na středním plameni.
b) Přidejte kmín, kurkumu a Chana Masala a vařte 30 sekund, nebo dokud semena nezačnou prskat.
c) Přidejte cibuli a opékejte asi minutu, nebo dokud nezměkne.

d) Přidejte kořen zázvoru a česnek.
e) Vařte ještě jednu minutu.
f) Přidejte rajčata, zelené chilli, prášek z červeného chilli, sůl a vodu.
g) Přiveďte k varu a poté vařte 10 minut, nebo dokud se všechny ingredience nespojí.
h) Fazole nebo čočku uvařte do měkka.

62. Pomalu vařené fazole a čočka

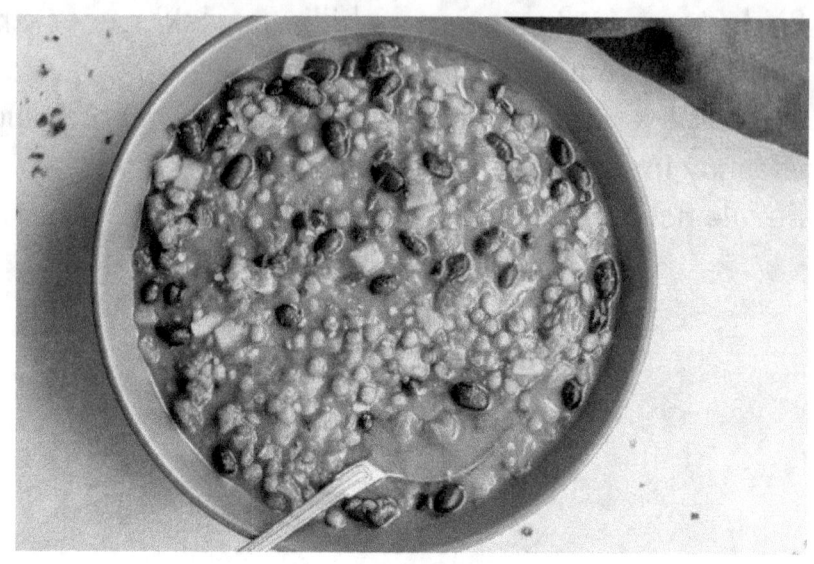

Vyrábí: 8

SLOŽENÍ:
- 2 šálky sušených fazolí lima, seberte a omyjte
- ½ žluté nebo červené cibule, oloupané a nahrubo nakrájené
- 1 rajče, nakrájené na kostičky
- 1 kus kořene zázvoru, oloupaný a nastrouhaný nebo nasekaný
- 2 stroužky česneku, oloupané a nastrouhané nebo nasekané
- 2 nakrájené zelené thajské, serrano nebo kajenské chilli papričky
- 3 celé hřebíčky
- 1 lžička semínek kmínu
- 1 čajová lžička červeného chilského prášku nebo cayenne
- lžička hrubé mořské soli
- ½ lžičky kurkumového prášku
- ½ lžičky garam masala
- 7 šálků vody
- ¼ šálku nasekaného čerstvého koriandru

INSTRUKCE:
a) V pomalém hrnci smíchejte všechny ingredience kromě koriandru.
b) Vařte na nejvyšší stupeň 7 hodin, nebo dokud se fazole nerozpadnou a nebudou krémové.
c) Vyndejte hřebíček.
d) Ozdobte čerstvým koriandrem.

63. Chana a Split Moon Dal s pepřovými vločkami

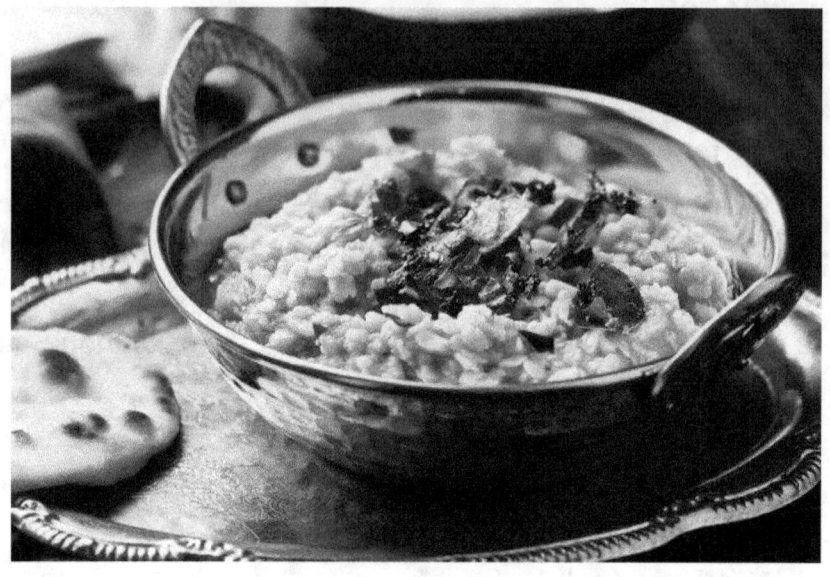

Množství: 8 porcí

SLOŽENÍ:
- 1 hrnek naštípaný gram, sebrat a vyprat
- 1 hrnek sušené nalámané zelené čočky se slupkou, přeberte a omyjte
- ½ žluté nebo červené cibule, oloupané a nakrájené na kostičky
- 1 ks kořen zázvoru, oloupaný a nastrouhaný nebo nasekaný
- 4 stroužky česneku, oloupané a nastrouhané nebo nasekané
- 1 rajče, oloupané a nakrájené na kostičky
- 2 nakrájené zelené thajské, serrano nebo kajenské chilli papričky
- 1 polévková lžíce plus 1 lžička semen kmínu, rozdělená
- 1 lžička prášku z kurkumy
- 2 lžičky hrubé mořské soli
- 1 čajová lžička červeného chilského prášku nebo cayenne
- 6 šálků vody
- 2 lžíce oleje
- 1 lžička vloček červené papriky
- 2 lžíce mletého čerstvého koriandru

INSTRUKCE:
a) V pomalém hrnci smíchejte dělený gram, zelenou čočku, cibuli, kořen zázvoru, česnek, rajče, chilli, 1 polévkovou lžíci kmínu, kurkumu, sůl, prášek z červeného chilli a vodu.

b) Vařte 5 hodin na vysokou teplotu.
c) Ke konci doby vaření v mělké pánvi na středním ohni rozehřejte olej.
d) Vmíchejte zbývající 1 lžičku kmínu.
e) Jakmile je olej horký, přidejte vločky červené papriky.
f) Vařte ne déle než 30 sekund.
g) Čočku promíchejte s touto směsí a koriandrem.
h) Podávejte jako polévku.

64. Hnědá rýže a fazole Adzuki Dhokla

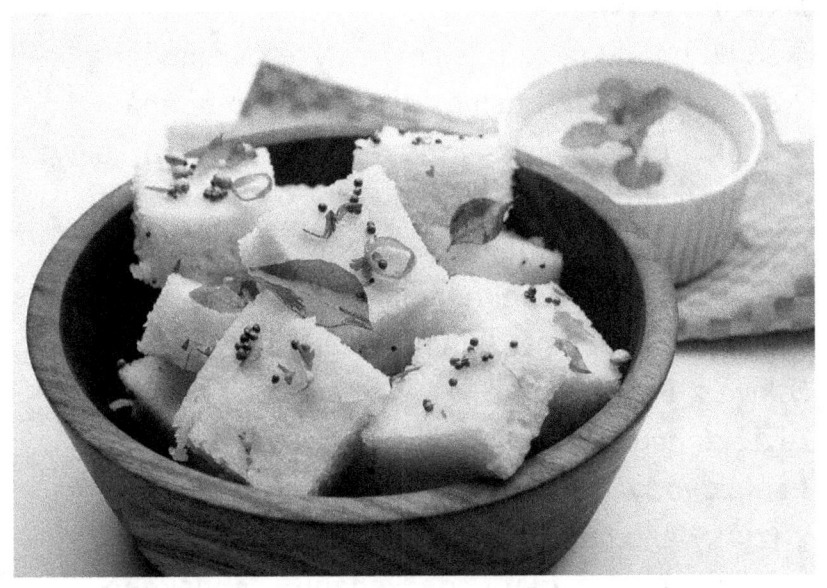

Dělá: 2 tucty čtverců

INGREDIENCE

- ½ šálku hnědé rýže basmati omyté a namočené
- ½ šálku bílé rýže basmati umyté a namočené
- ½ šálku celých fazolí adzuki se slupkou, omytými a namočenými
- 2 polévkové lžíce děleného gramu, namočené
- ¼ čajové lžičky semínek pískavice, namočených
- ½ balení 12 uncí měkkého hedvábného tofu
- Šťáva z 1 citronu
- 1 lžička hrubé mořské soli
- 1 šálek vody
- ½ lžičky eno nebo jedlé sody
- ½ čajové lžičky červeného chilského prášku, kajenského pepře nebo papriky
- 1 lžíce oleje
- 1 lžička hnědého nebo černého hořčičného semínka
- 15-20 kari listů, nakrájených nahrubo
- 2 zelené thajské, serrano nebo kajenské chilli papričky, stonky zbavené, nakrájené podélně

INSTRUKCE:

a) Smíchejte směs rýže a čočky, tofu, citronovou šťávu, sůl a vodu v mixéru, dokud nebude hladká.
b) Nalijte směs do velké mísy.
c) Těsto odložte na 3 hodiny.
d) Ve velké čtvercové pánvi rozehřejte olej.
e) Na dno nasypte eno nebo jedlou sodu a 2x až 3x jemně promíchejte.

f) Těsto rovnoměrně rozetřeme na připravenou pánev.
g) V dvojitém kotli, který je dostatečně velký, aby pojal čtvercovou pánev, přiveďte k varu trochu vody.
h) Jemně umístěte čtvercovou pánev do horní části dvojitého kotle.
i) Přikryté vařte v páře 15 minut.
j) Vyjměte čtvercovou pánev z dvojitého kotle.
k) Nakrájejte dhoklu na čtverce a naaranžujte je na talíř do tvaru pyramidy.
l) Posypeme červenou chilli, kajenským pepřem nebo paprikou.
m) Na pánvi na středním plameni rozehřejte trochu oleje
n) Vmícháme hořčičná semínka.
o) Přidejte kari listy a chilli, jakmile začnou praskat.
p) Tuto směs rovnoměrně nalijte na dhoklu.
q) Ihned podávejte s mátou, koriandrem nebo kokosovým chutney na boku.

65. Fazole mungo a rýže se zeleninou

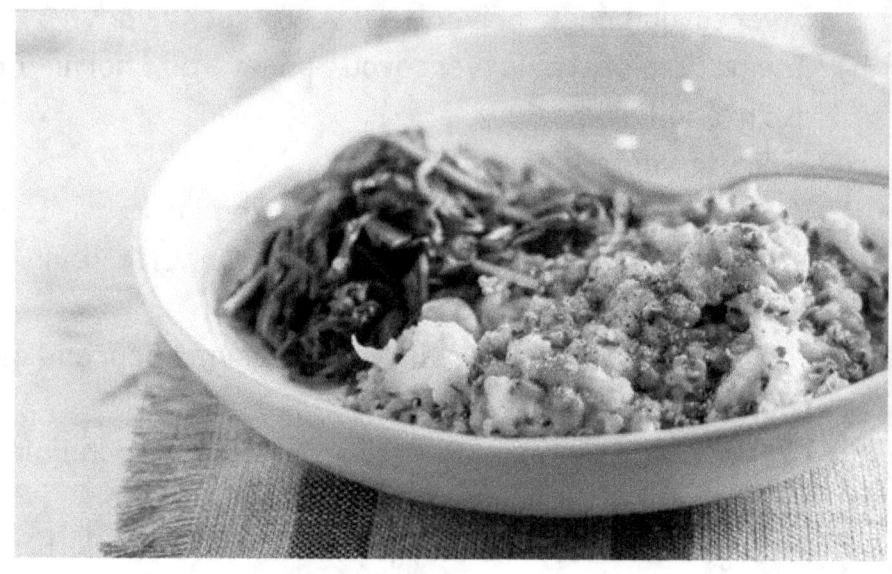

Počet porcí: 4 porce

SLOŽENÍ:

- 4 ½ šálků vody
- ½ šálku celých fazolí mungo, propláchnutých
- ½ šálku rýže basmati, opláchnuté
- 1 nakrájená cibule a 3 stroužky česneku, nasekané
- ¾ šálku jemně mletého kořene zázvoru
- 3 šálky nakrájené zeleniny
- 2 lžíce arašídového oleje
- ¾ lžičky kurkumy
- ¼ lžičky sušené drcené červené chilli
- ¼ lžičky mletého černého pepře
- ½ lžičky koriandru
- ½ lžičky kmínu
- ½ lžičky soli

INSTRUKCE:

a) Fazole mungo vaříme ve vroucí vodě, dokud se nezačnou dělit.
b) Po přidání rýže vařte dalších 15 minut za občasného míchání.
c) Přidejte zeleninu.
d) V pánvi rozehřejte arašídový olej a orestujte cibuli, česnek a zázvor, dokud nejsou jasné.
e) Přidejte koření a za stálého míchání vařte dalších 5 minut.
f) Smícháme s uvařenou rýží a fazolemi.
-

66. Smažte zeleninu

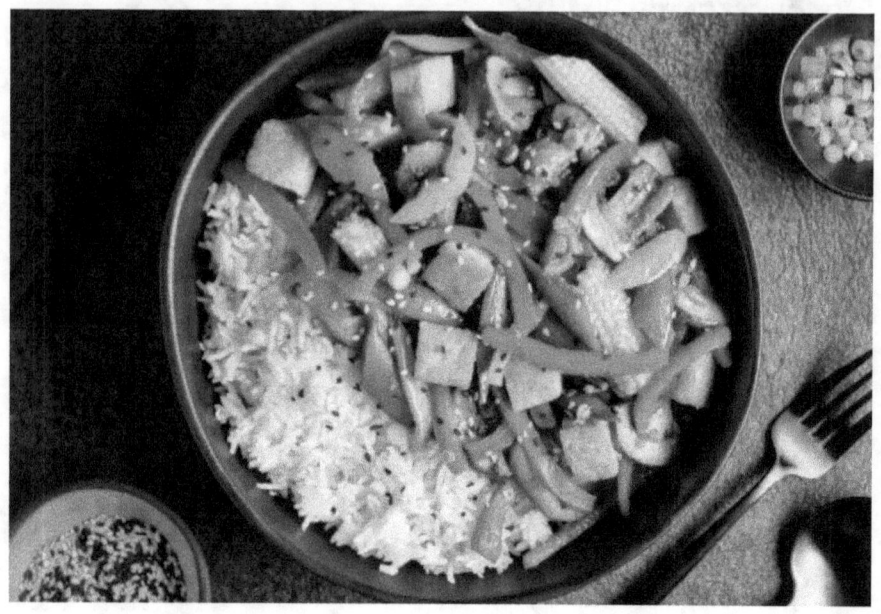

Počet porcí: 4 porce

SLOŽENÍ:
- 3 šálky nakrájené zeleniny
- 2 lžičky strouhaného zázvoru
- 1 lžička oleje
- ¼ lžičky asafoetida
- 1 lžíce sójové omáčky
- Čerstvé bylinky

INSTRUKCE:
a) Na pánvi rozehřejte olej.
b) Vmíchejte asafoetidu a zázvor po dobu 30 sekund.
c) Přidejte zeleninu a minutu opékejte, poté podlijte troškou vody, přikryjte a vařte.
d) Přidejte sójovou omáčku, cukr a sůl.
e) Vařte zakryté, dokud nebude téměř hotový.
f) Odstraňte víko a pokračujte v vaření po dobu několika minut.
g) Přidejte čerstvé bylinky.

67. Španělská cizrna a těstoviny

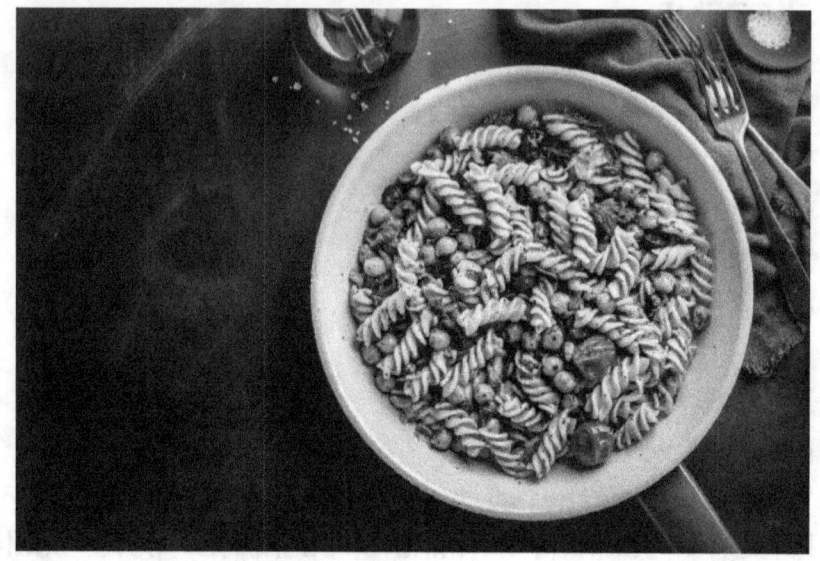

Vyrábí: 4

SLOŽENÍ:

- 2 lžíce olivového oleje
- 2 stroužky česneku, mleté
- ½ lžičky uzené papriky
- 1 polévková lžíce mletého kmínu
- ½ polévkové lžíce sušeného oregana
- ¼ lžičky kajenského pepře
- Čerstvě namletý černý pepř
- 1 žlutá cibule
- 2 šálky nevařených veganských bezlepkových těstovin
- 15-uncová plechovka nakrájených rajčat
- 15-uncová plechovka rozčtvrcených artyčokových srdíček
- 19-uncová plechovka cizrny
- 1,5 hrnku zeleninového vývaru
- ½ polévkové lžíce soli
- ¼ svazku čerstvé petrželky, nasekané
- 1 čerstvý citron

INSTRUKCE:

a) Vložte česnek do velké pánve s olivovým olejem.
b) Dusíme 2 minuty, nebo dokud není zelenina měkká a voňavá.
c) Na pánev přidejte uzenou papriku, kmín, oregano, kajenský pepř a čerstvě namletý černý pepř.
d) V rozpáleném oleji ještě minutu mícháme koření.
e) Přidejte cibuli na pánev, nakrájenou na kostičky.

f) Vařte, dokud cibule není měkká a průsvitná.
g) Přidejte těstoviny a vařte další 2 minuty.
h) Před přidáním na pánev s nakrájenými rajčaty, zeleninovým vývarem a půl lžičkou soli sceďte cizrnu a artyčoková srdce.
i) Na pánev přidáme petrželku, část si necháme na posypání hotového pokrmu.
j) Míchejte všechny ingredience na pánvi, dokud se rovnoměrně nespojí.
k) Přiveďte k varu a poté snižte na mírný var po dobu 20 minut.
l) Odstraňte poklici, načechrejte vidličkou a ozdobte zbylou nasekanou petrželkou.
m) Citron nakrájejte na měsíčky a z každé porce vymačkejte šťávu.

68. Těstoviny bez kupole

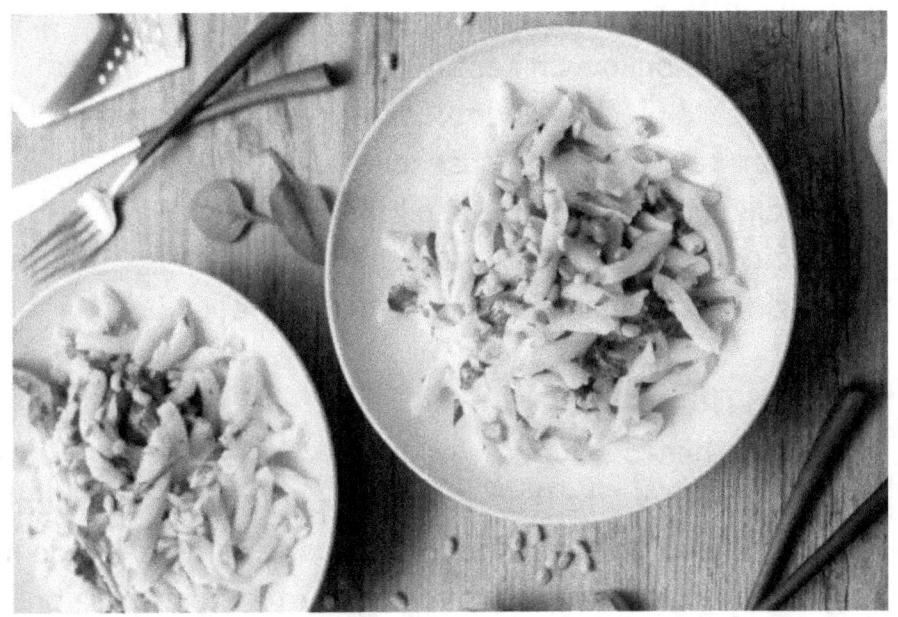

Počet porcí: 4 porce

SLOŽENÍ:
- 8 uncí pohankových těstovin
- 14-uncová plechovka artyčokových srdíček, nasekaných
- 1 hrst čerstvé máty, nasekané
- ½ šálku nakrájené zelené cibule
- 2 lžíce slunečnicových semínek
- 4 lžíce extra panenského olivového oleje

INSTRUKCE:
a) Vařte hrnec s vodou.
b) Těstoviny vařte 8 až 12 minut, podle návodu na obalu.
c) Když jsou těstoviny hotové, sceďte je a vložte do mísy.
d) V míse smíchejte artyčoky, mátu, zelenou cibulku a slunečnicová semínka.
e) Pokapeme olivovým olejem a promícháme.

69. Rizoto z hnědé rýže

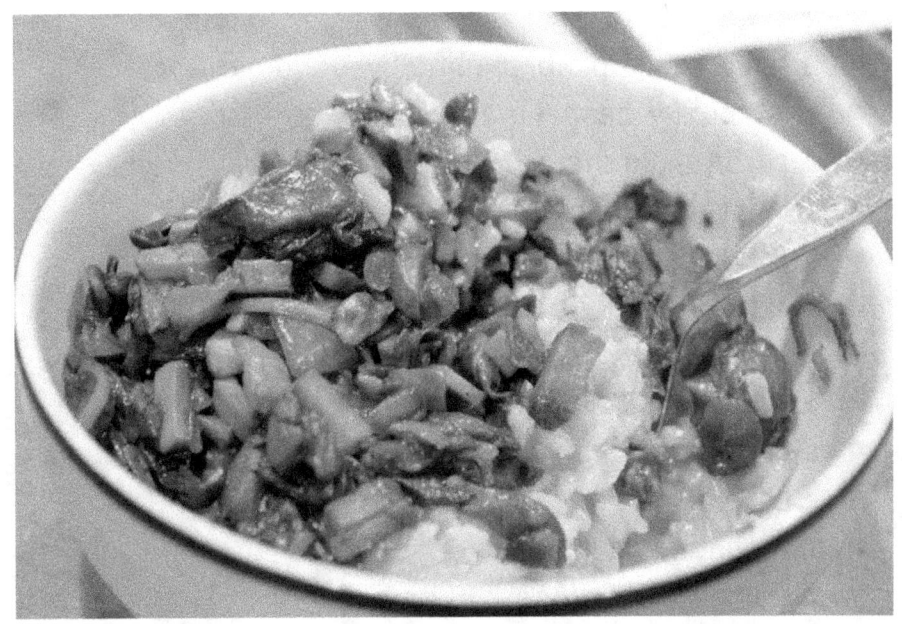

Počet porcí: 4 porce

SLOŽENÍ:
- 1 lžíce extra panenského olivového oleje
- 2 stroužky česneku, mleté
- 1 rajče, nakrájené
- 3 hrsti baby špenátu
- 1 šálek žampionů, nakrájených
- 2 šálky růžičky brokolice
- Sůl a pepř na dochucení
- 2 šálky vařené hnědé rýže
- Špetka šafránu

SLOUŽIT
- Strouhaný parmezán
- Červené chilli vločky

INSTRUKCE:
a) Na pánvi na středním plameni rozehřejte olej.
b) Orestujte česnek, dokud nezačne zlátnout.
c) Smíchejte rajčata, špenát, houby a brokolici spolu se solí a pepřem; vaříme, dokud zelenina nezměkne.
d) Vmíchejte rýži a šafrán, nechte zeleninovou šťávu vsáknout do rýže.
e) Podávejte teplé nebo studené, s parmazánem a vločkami červené papriky.

70. Quinoa Tabbouleh

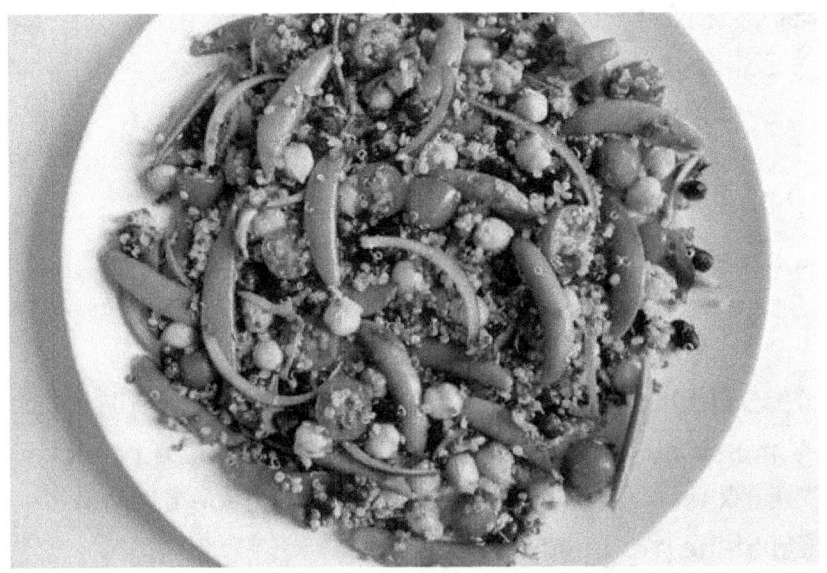

Počet porcí: 2 porce

SLOŽENÍ:
- ½ šálku vařené quinoa
- 2 svazky petrželky, nasekané nadrobno
- ½ bílé cibule, nakrájené na kostičky
- 1 rajče, nakrájené na kostičky
- 1 lžíce extra panenského olivového oleje
- Šťáva z 1 citronu

INSTRUKCE:
a) V misce smíchejte quinou, petržel, cibuli a rajčata.
b) Oblékněte olivovým olejem a citronovou šťávou.
c) Zamíchejte a vychutnejte si.

71. Jáhly, rýže a granátové jablko

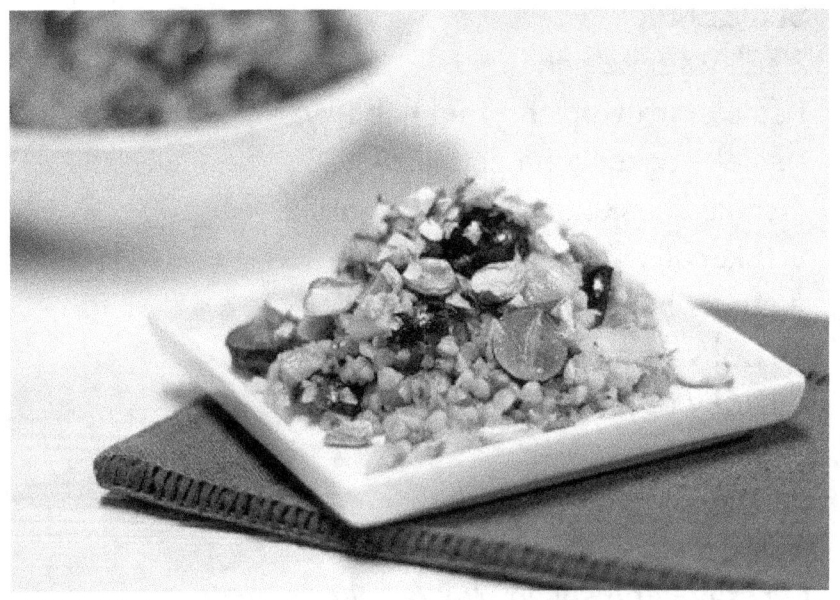

Počet porcí: 2 porce

SLOŽENÍ:
- 2 šálky tenké poh
- 1 šálek pufovaných jáhel nebo rýže
- 1 šálek veganského podmáslí
- ½ šálku kousků granátového jablka
- 5-6 kari listů
- ½ lžičky hořčičného semínka
- ½ lžičky semínek kmínu
- ⅛ lžičky asafoetidy
- 5 lžic oleje
- Cukr podle chuti
- Sůl podle chuti
- Čerstvý nebo sušený kokos - strouhaný
- Čerstvé lístky koriandru

INSTRUKCE:
a) Rozehřejte olej a poté přidejte hořčičná semínka.
b) Přidejte semínka kmínu, asafoetidu a kari listy, když prasknou.
c) Umístěte poh do misky.
d) Smíchejte směs olejového koření, cukru a soli.
e) Když pohe vychladne, smíchejte ho s jogurtem, koriandrem a kokosem.
f) Podávejte ozdobené koriandrem a kokosem.

HLAVNÍ KURZ: KARI

72. Dýňové kari s pikantními semínky

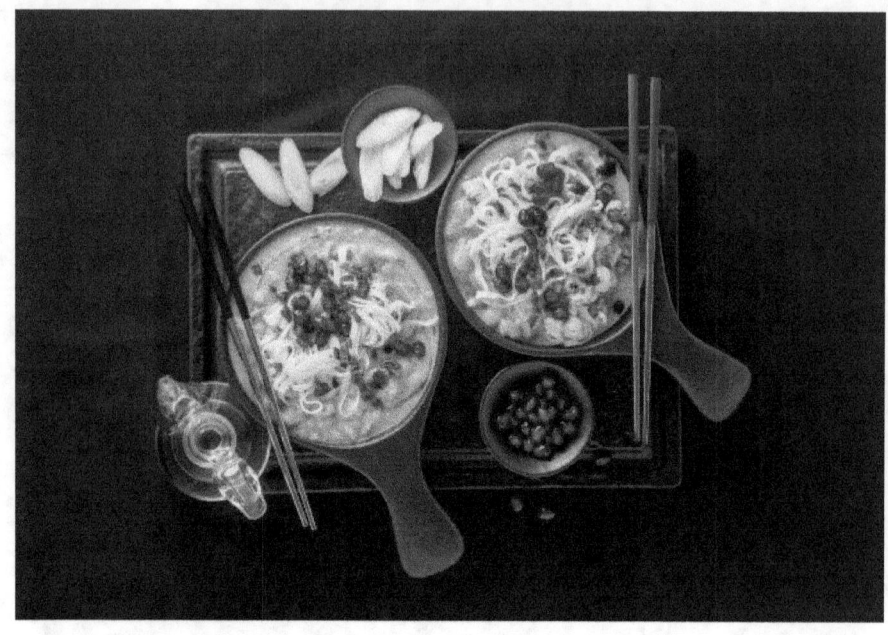

Počet porcí: 4 porce

SLOŽENÍ:
- 3 šálky dýně - nakrájené na kousky
- ¼ polévkové lžíce semínek pískavice řecké seno
- ¼ polévkové lžíce semínek fenyklu
- 2 lžíce oleje
- Štípněte asafoetidu
- 5-6 kari listů
- ½ lžíce strouhaného zázvoru
- Čerstvé lístky koriandru
- 1 polévková lžíce tamarindové pasty
- ½ polévkové lžíce hořčičného semínka
- ½ polévkové lžíce semínek kmínu
- 2 polévkové lžíce - suchý, mletý kokos
- 2 polévkové lžíce pražených mletých arašídů
- Sůl a hnědý cukr nebo jaggery podle chuti

INSTRUKCE:
a) V malém hrnci rozehřejte olej a přidejte hořčičná semínka.
b) Přidejte římský kmín, pískavici, asafoetida, zázvor, kari listy a fenykl, když prasknou.
c) Smažte 30 sekund.
d) Přidejte dýni a sůl.
e) Nalijte tamarindovou pastu nebo vodu obsahující dužinu.
f) Přidejte jaggery a hnědý cukr.
g) Vmícháme mletý kokos a arašídový prášek.

h) Vařte o pár minut déle.
i) Ozdobte koriandrem.

73. Okra kari

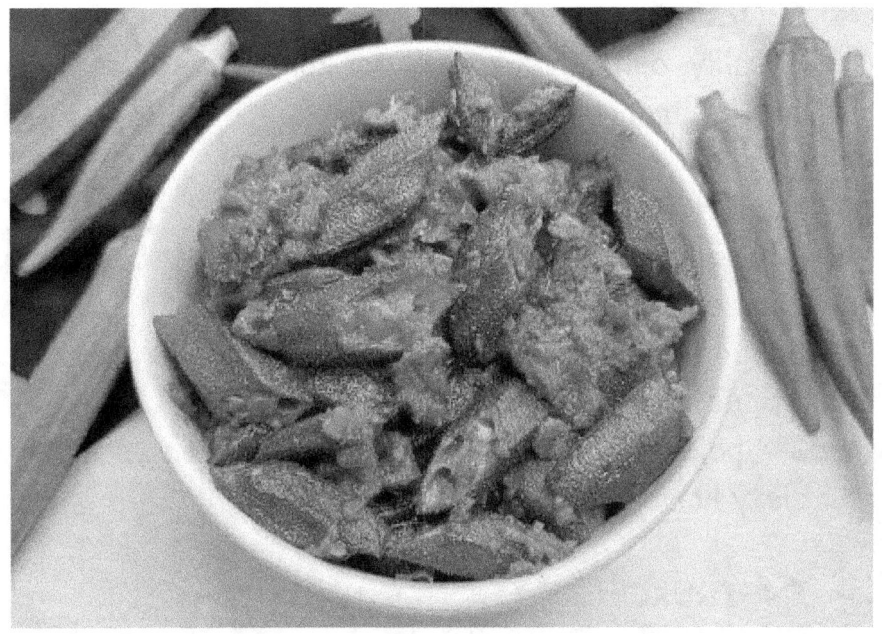

Počet porcí: 4 porce

SLOŽENÍ:
- 2 šálky okry, nakrájené na kousky o délce jednoho centimetru
- 2 lžíce strouhaného zázvoru
- 1 polévková lžíce hořčičných semínek
- ½ polévkové lžíce semínek kmínu
- 2 lžíce oleje
- Sůl podle chuti
- Štípněte asafoetidu
- 2-3 polévkové lžíce praženého arašídového prášku
- Listy koriandru

INSTRUKCE:
a) V malém hrnci rozehřejte olej a přidejte hořčičná semínka.
b) Když začnou praskat, přidejte kmín, asafoetidu a zázvor.
c) Vmíchejte okra a sůl, dokud nezměkne.
d) Po přidání arašídového prášku vařte dalších 30 sekund.
e) Před podáváním ozdobte lístky koriandru.

74. Zeleninové Kokosové Kari

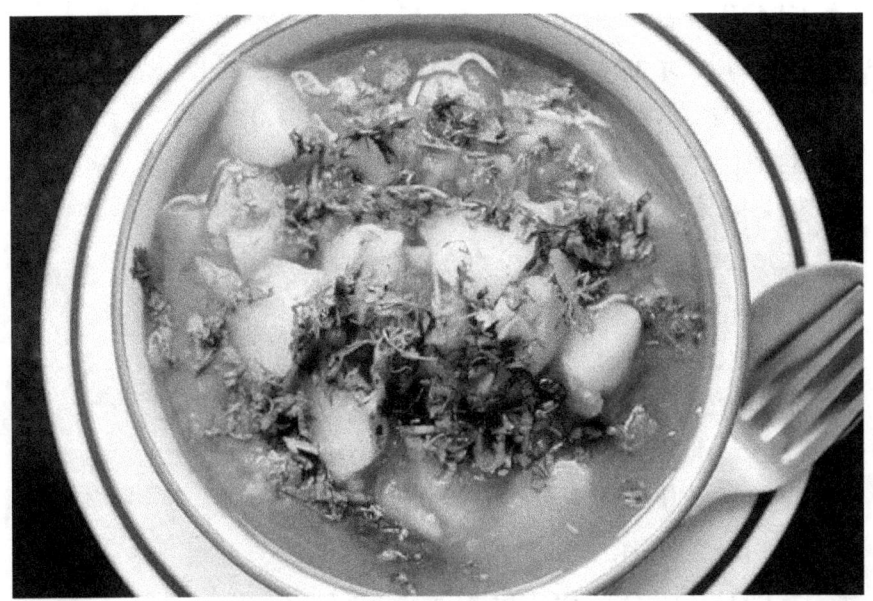

Počet porcí: 4 porce

SLOŽENÍ:

- 2 velké brambory, nakrájené na kostičky
- 1½ šálku květáku, nakrájeného na růžičky
- 3 rajčata nakrájená na kousky
- 1 polévková lžíce oleje
- 1 polévková lžíce hořčičných semínek
- 1 polévková lžíce semínek kmínu
- 5-6 kari listů
- Špetka kurkumy
- 1 polévková lžíce strouhaného zázvoru
- Čerstvé lístky koriandru
- Sůl podle chuti
- Čerstvý nebo sušený kokos - strouhaný

INSTRUKCE:

a) Rozehřejte olej a vmíchejte hořčičná semínka.
b) Přidejte zbývající koření a vařte 30 sekund.
c) Přidejte květák, rajče a brambory spolu s trochou vody, přikryjte a za občasného míchání vařte do měkka.
d) Vmícháme kokos, sůl a lístky koriandru.

75. Základní zeleninové kari

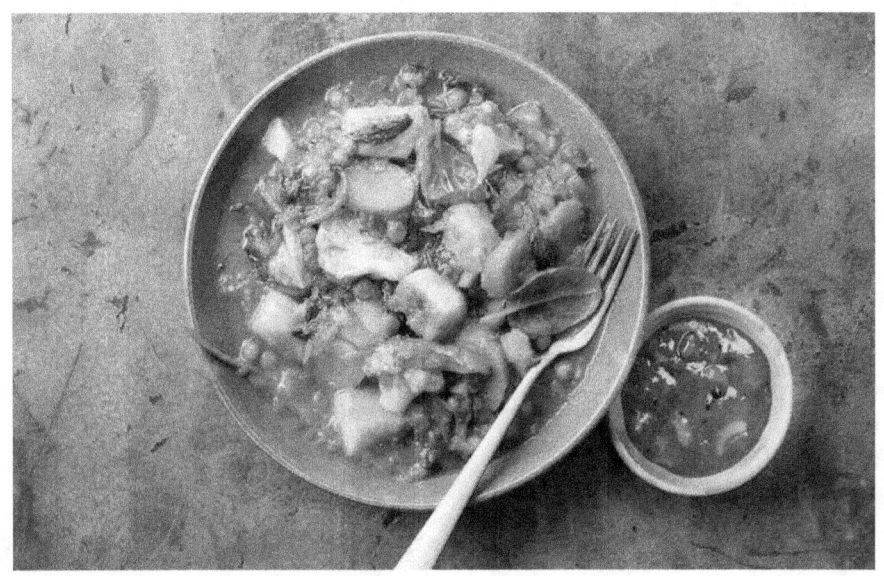

Počet porcí: 4 porce

SLOŽENÍ:

- 250 g zeleniny, nakrájené
- 1 lžička oleje
- $\frac{1}{2}$ lžičky hořčičného semínka
- $\frac{1}{2}$ lžičky semínek kmínu
- Štípněte asafoetidu
- 4-5 kari listů
- $\frac{1}{4}$ lžičky kurkumy
- $\frac{1}{2}$ lžičky koriandrového prášku
- Špetka chilli prášek
- Strouhaný zázvor
- Čerstvé lístky koriandru
- Cukr/jaggery a sůl podle chuti
- Čerstvý nebo sušený kokos

INSTRUKCE:

a) Rozehřejte olej a vmíchejte hořčičná semínka.
b) Přidejte kmín, zázvor a zbývající koření, když prasknou.
c) Přidejte zeleninu a vařte do měkka.
d) Přilijeme trochu vody, hrnec přikryjeme a dusíme.
e) Po uvaření zeleniny přidejte cukr, sůl, kokos a koriandr.

76. Fazole Black Eye a kokosové kari

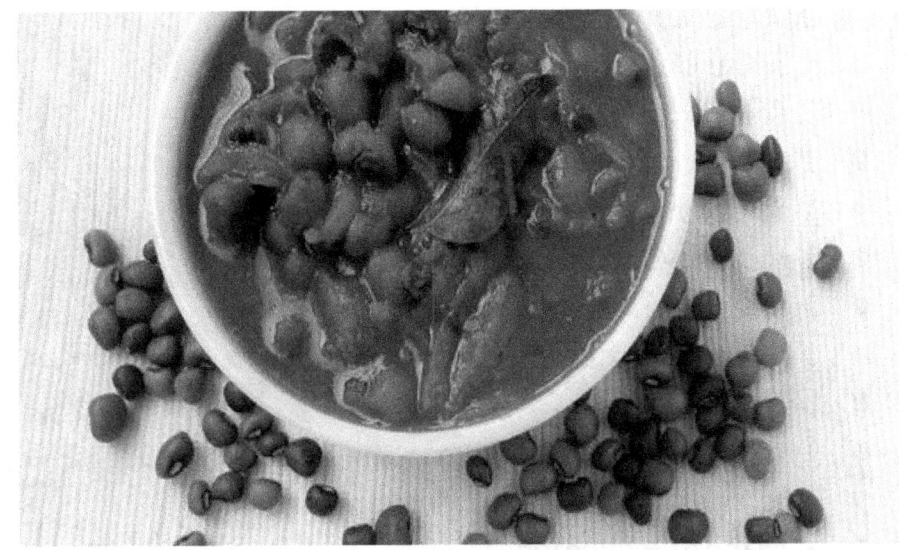

Počet porcí: 4 porce

SLOŽENÍ:

- ½ šálku černých fazolí namočených přes noc
- 2 šálky vody
- 1 polévková lžíce oleje
- 1 polévková lžíce hořčičných semínek
- 1 polévková lžíce semínek kmínu
- 1 polévková lžíce asafoetida
- 1 polévková lžíce strouhaného zázvoru
- 5-6 kari listů
- 1 polévková lžíce kurkuma
- 1 polévková lžíce koriandrového prášku
- 2 rajčata, nakrájená
- 2 polévkové lžíce praženého arašídového prášku
- Čerstvé lístky koriandru
- Čerstvý kokos, strouhaný
- Cukr a sůl podle chuti

INSTRUKCE:

a) Fazole uvařte v tlakovém hrnci nebo hrnci na sporáku.
b) V malém hrnci rozehřejte olej a přidejte hořčičná semínka.
c) Přidejte semínka kmínu, asafoetidu, zázvor, kari listy, kurkumu a koriandrový prášek, když prasknou.
d) Vmícháme opražený arašídový prášek a rajčata.
e) Přidejte fazole a vodu.
f) Pokračujte v občasném míchání, dokud nebude jídlo důkladně propečené.

g) Dochuťte cukrem a solí, navrch dejte lístky koriandru a kokos.

77. Květák Kokosové Kari

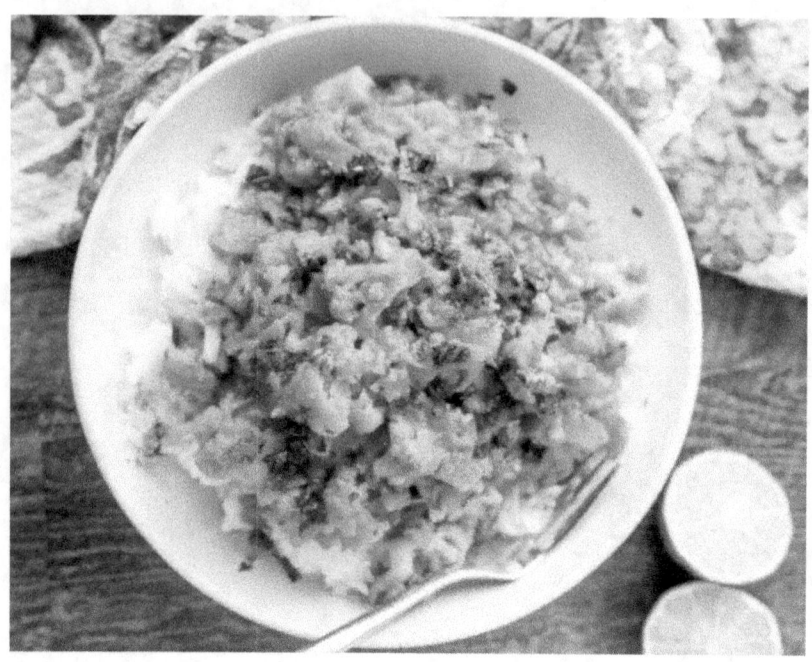

Počet porcí: 4 porce

SLOŽENÍ:

- 3 šálky květáku - nakrájeného na růžičky
- 2 rajčata - nakrájená
- 1 lžička oleje
- 1 lžička hořčičných semínek
- 1 lžička semínek kmínu
- Špetka kurkumy
- 1 lžička strouhaného zázvoru
- Čerstvé lístky koriandru
- Sůl podle chuti
- Čerstvý nebo sušený kokos - strouhaný

INSTRUKCE:

a) Rozehřejte olej a vmíchejte hořčičná semínka.
b) Přidejte zbývající koření a vařte 30 sekund.
c) Přidejte rajčata a vařte 5 minut.
d) Přidejte květák a trochu vody, přikryjte a za občasného míchání vařte do měkka.
e) Přidejte kokos, sůl a lístky koriandru.

78. Karfiolové a bramborové kari

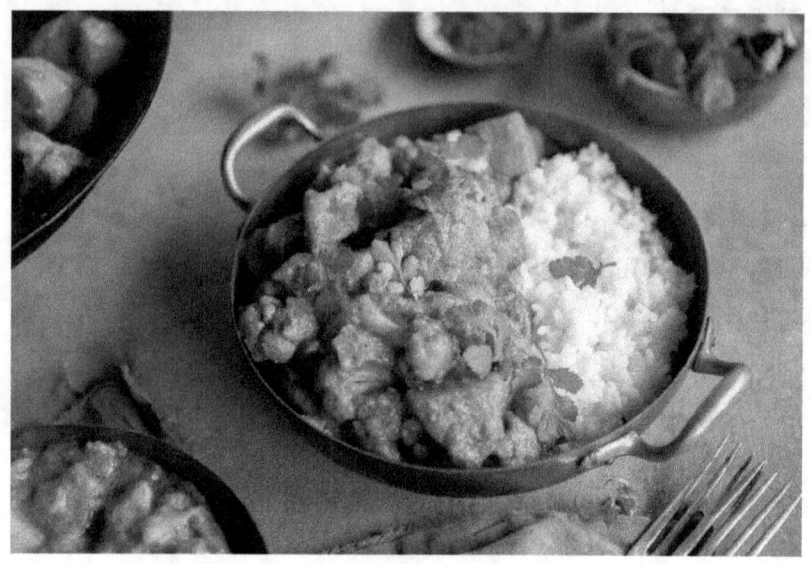

Počet porcí: 4 porce

SLOŽENÍ:
- 2 šálky květáku, nakrájeného na růžičky
- 2 velké brambory, nakrájené na kostičky
- 1 lžička oleje
- 1 lžička hořčičných semínek
- 1 lžička semínek kmínu
- 5-6 kari listů
- Špetka kurkumy
- 1 lžička strouhaného zázvoru
- Čerstvé lístky koriandru
- Sůl podle chuti
- Čerstvý nebo sušený kokos - strouhaný
- Citronová šťáva - podle chuti

INSTRUKCE:
a) Rozehřejte olej a vmíchejte hořčičná semínka.
b) Přidejte zbývající koření a vařte 30 sekund.
c) Přidejte květák a brambory spolu s trochou vody a za občasného míchání vařte téměř do hotového.
d) Odkryjeme a vaříme, dokud zelenina nezměkne a neodpaří se voda.
e) Přidejte kokos, sůl, lístky koriandru a citronovou šťávu.

79. Bramborové, květákové a rajčatové kari

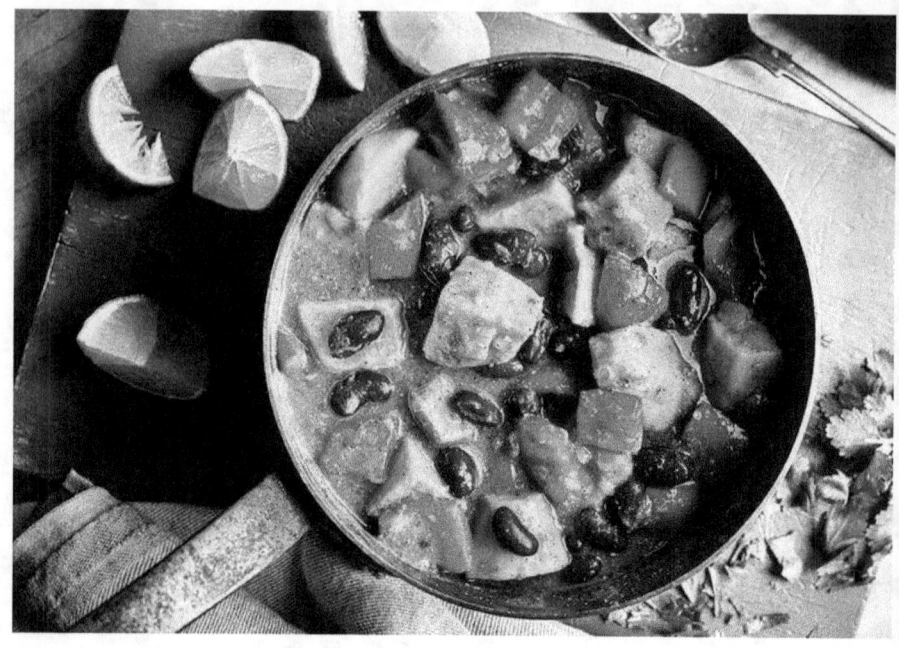

Počet porcí: 3-4 porce

SLOŽENÍ:
- 2 brambory, na kostičky
- 1½ šálku květáku, nakrájeného na růžičky
- 3 rajčata, nakrájená na kousky
- 1 lžička oleje
- 1 lžička hořčičných semínek
- 1 lžička semínek kmínu
- 6 kari listů
- Špetka kurkumy
- 1 lžička strouhaného zázvoru
- Čerstvé lístky koriandru
- Sůl podle chuti
- Čerstvý nebo sušený kokos - strouhaný

INSTRUKCE:
a) Rozehřejte olej a vmíchejte hořčičná semínka.
b) Přidejte zbývající koření a vařte 30 sekund.
c) Za občasného míchání dusíme.
d) Přidejte květák, rajče, brambory a vodu.
e) Dokončete kokosem, solí a lístky koriandru.

80. Míchané zeleninové a čočkové kari

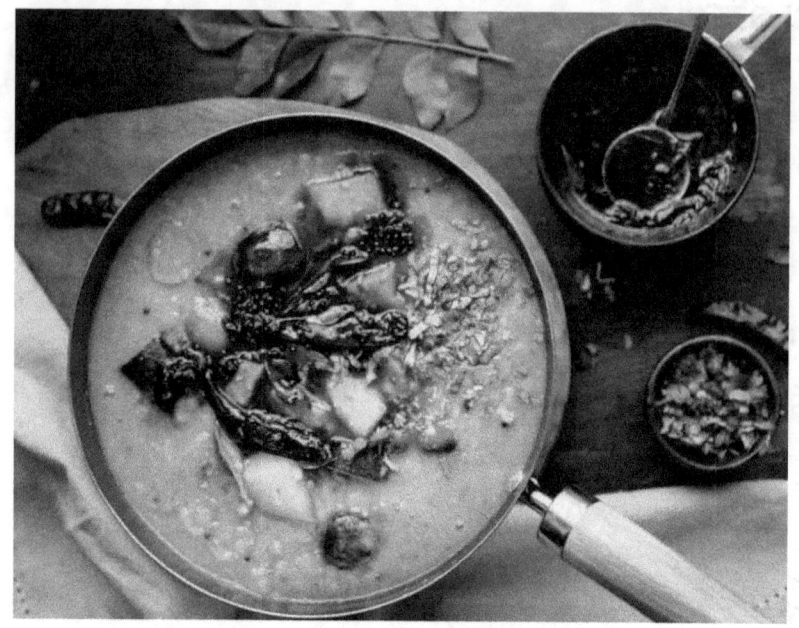

Počet porcí: 4 porce

SLOŽENÍ:

- ¼ šálku toor nebo mung dal
- ½ šálku zeleniny - nakrájené na plátky
- 1 šálek vody
- 2 lžičky oleje
- ½ lžičky semínek kmínu
- ½ lžičky strouhaného zázvoru
- 5-6 kari listů
- 2 rajčata - nakrájená
- Citron nebo tamarind podle chuti
- Jaggery podle chuti
- ½ soli nebo podle chuti
- Sambhar masala
- Listy koriandru
- Čerstvý nebo sušený kokos

INSTRUKCE:

a) V tlakovém hrnci vaříme toor dal a zeleninu 20 minut.
b) V samostatné pánvi rozehřejte olej a přidejte kmín, zázvor a kari listy.
c) Po přidání rajčat vařte 34 minut.
d) Přidejte sambhar masalu a zeleninové dal směsi.
e) Přiveďte minutu k varu, poté přidejte tamarind nebo citron, jaggery a sůl.
f) Vařte dalších 23 minut.
g) Ozdobte kokosem a koriandrem.

81. Rajčatové kari

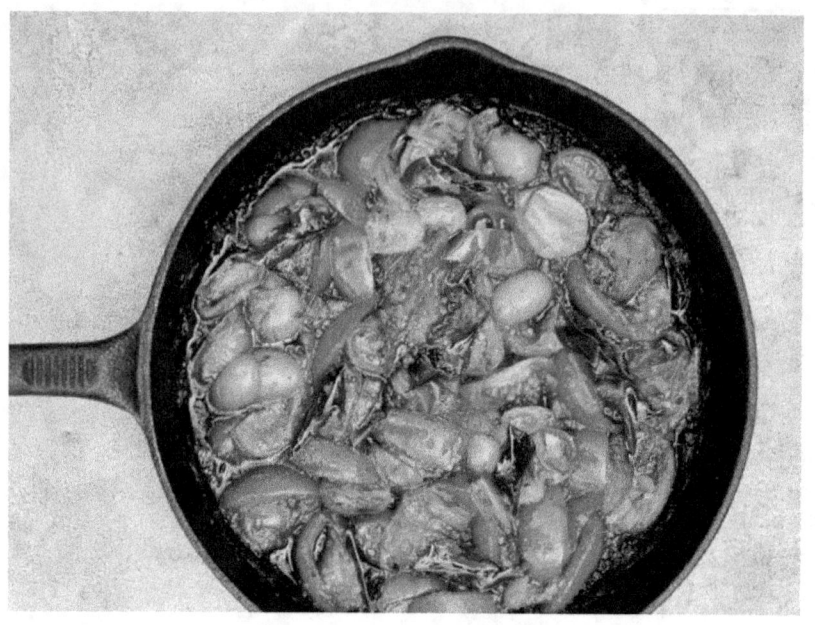

Počet porcí: 4 porce

SLOŽENÍ:
- 250 g rajčat, nakrájených
- 1 lžička oleje
- ½ lžičky hořčičného semínka
- ½ lžičky semínek kmínu
- 4-5 kari listů
- Špetka kurkumy
- Štípněte asafoetidu
- 1 lžička strouhaného zázvoru
- 1 brambor - uvařený a rozmačkaný
- 1 až 2 polévkové lžíce praženého arašídového prášku
- 1 polévková lžíce suchého kokosu
- Cukr a sůl podle chuti
- Listy koriandru

INSTRUKCE:
a) V malém hrnci rozehřejte olej a přidejte hořčičná semínka.
b) Přidejte kmín, kari listy, kurkumu, asafoetidu a zázvor.
c) Přidejte rajče a občas míchejte, dokud se neuvaří.
d) Přidejte bramborovou kaši, pražené arašídy, cukr, sůl a kokos.
e) Vařte ještě 1 minutu.
f) Ozdobte lístky čerstvého koriandru a podávejte.

82. Bílá tykev kari

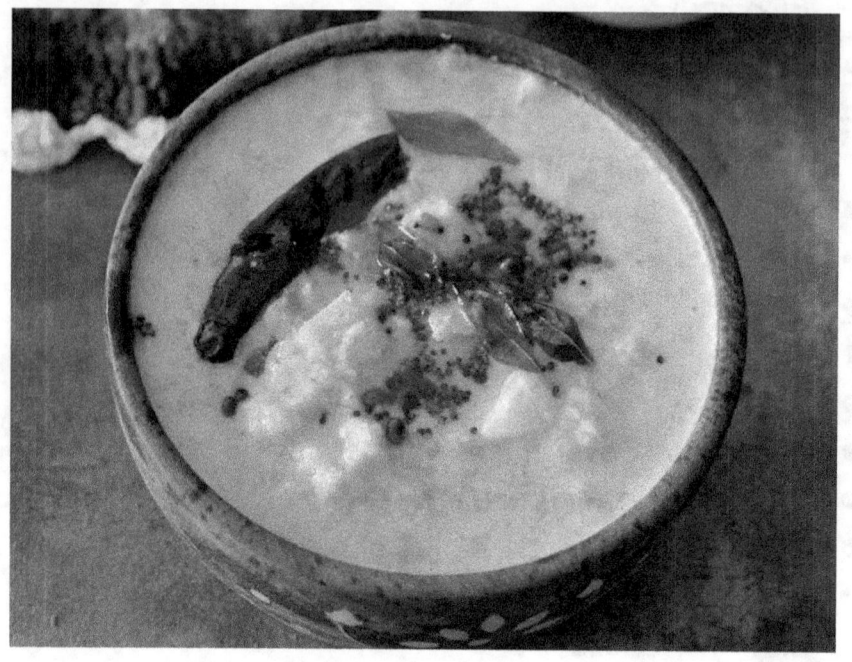

Počet porcí: 4 porce

SLOŽENÍ:

- 250 g ra ms bílé tykve
- 1 lžička oleje
- ½ lžičky hořčičného semínka
- ½ lžičky semínek kmínu
- 4-5 kari listů
- Špetka kurkumy
- Štípněte asafoetidu
- 1 lžička strouhaného zázvoru
- 1 až 2 polévkové lžíce praženého arašídového prášku
- Hnědý cukr a sůl podle chuti

INSTRUKCE:

a) V malém hrnci rozehřejte olej a přidejte hořčičná semínka.
b) Přidejte kmín, kari listy, kurkumu, asafoetidu a zázvor.
c) Přidejte bílou dýni a trochu vody, přikryjte a za občasného míchání vařte, dokud dýně nezměkne.
d) Po přidání praženého arašídového prášku, cukru a soli vařte další minutu.

83. Zimní meloun na kari

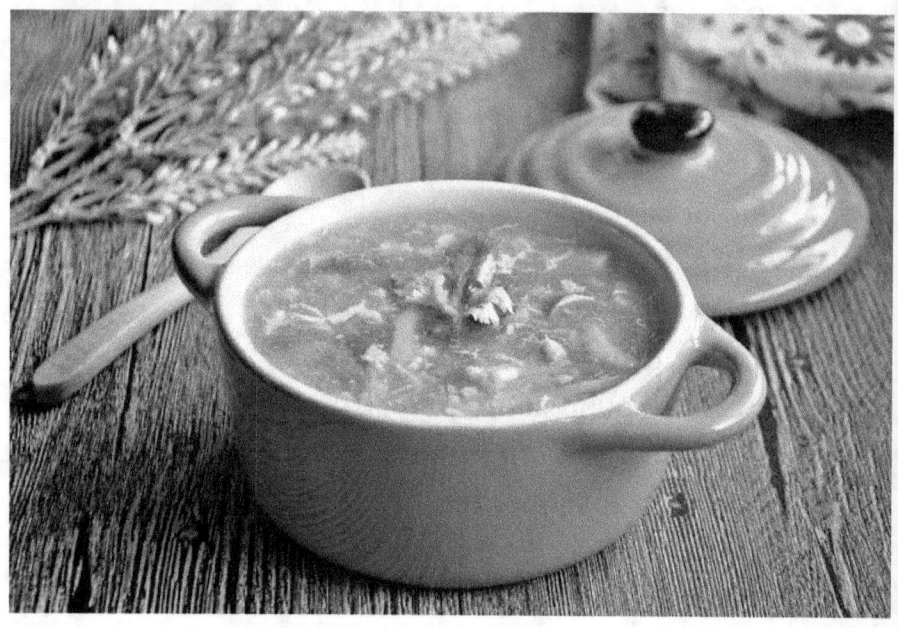

Počet porcí: 3 porce

SLOŽENÍ:
- 2 lžíce oleje
- ½ lžičky asafoetida
- 1 lžička semínek kmínu
- ½ lžičky kurkumového prášku
- 1 zimní meloun, ponechaná slupka, nakrájený na kostičky
- 1 rajče, nakrájené na kostičky

INSTRUKCE:
a) V hluboké, těžké pánvi rozehřejte olej na středním plameni.
b) Přidejte asafoetidu, kmín a kurkumu a vařte 30 sekund, nebo dokud semena nezačnou prskat.
c) Přidejte zimní meloun.
d) Přidejte rajčata a vařte 15 minut.
e) Odstraňte pánev z ohně.
f) Upravte víko tak, aby zcela zakrylo pánev a odstavte na 10 minut.

84. Kari inspirované sambharem na sporáku

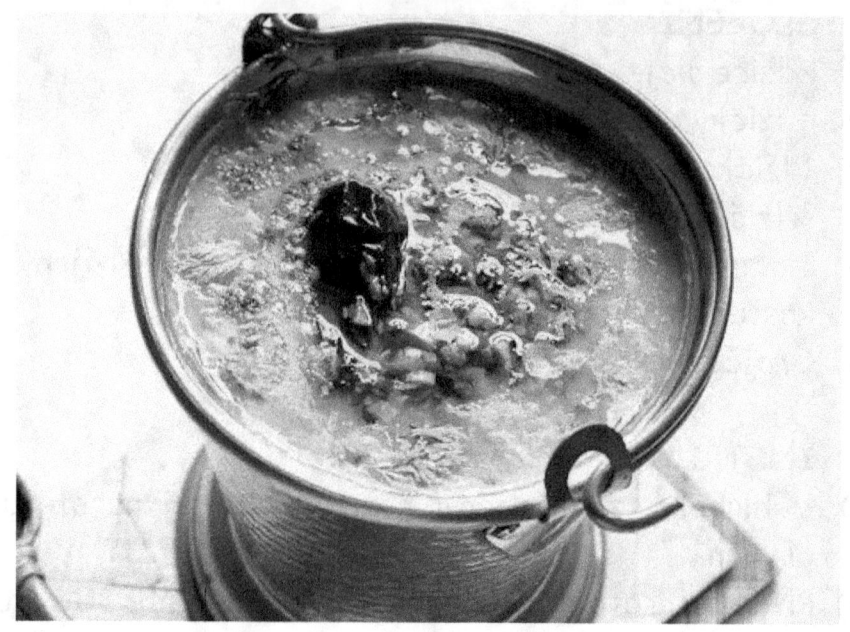

Vyrábí: 9

SLOŽENÍ:
- 2 šálky vařených fazolí nebo čočky
- 9 šálků vody
- 1 brambor, oloupaný a nakrájený na kostičky
- 1 lžička tamarindové pasty
- 5 šálků zeleniny, nakrájené na kostičky a julien
- 2 polévkové lžíce Sambhar Masala
- 1 lžíce oleje
- 1 čajová lžička prášku asafoetida
- 1 lžíce černých hořčičných semínek
- 5-8 celých sušených červených chilli papriček, nahrubo nasekaných
- 8-10 čerstvých kari listů, nahrubo nasekaných
- 1 čajová lžička červeného chilského prášku nebo cayenne
- 1 lžíce hrubé mořské soli

INSTRUKCE:
a) Smíchejte fazole nebo čočku, vodu, brambory, tamarind, zeleninu a Sambhar Masala v hrnci na středním ohni.
b) Přivést k varu.
c) Vařte 15 minut, nebo dokud zelenina nezměkne a nezměkne.
d) Na pánvi na středním plameni rozehřejte olej.
e) Přidejte asafoetida a hořčičná semínka.
f) Jakmile začnou semínka praskat, přidejte červené chilli papričky a kari listy.

g) Vařte ještě 2 minuty za častého míchání.
h) Když začnou kari listy hnědnout a kroutit se, přidejte je k čočce.
i) Vařte dalších 5 minut.
j) Přidejte sůl a prášek z červeného chilli.

85. Pandžábské kari fazole a čočka

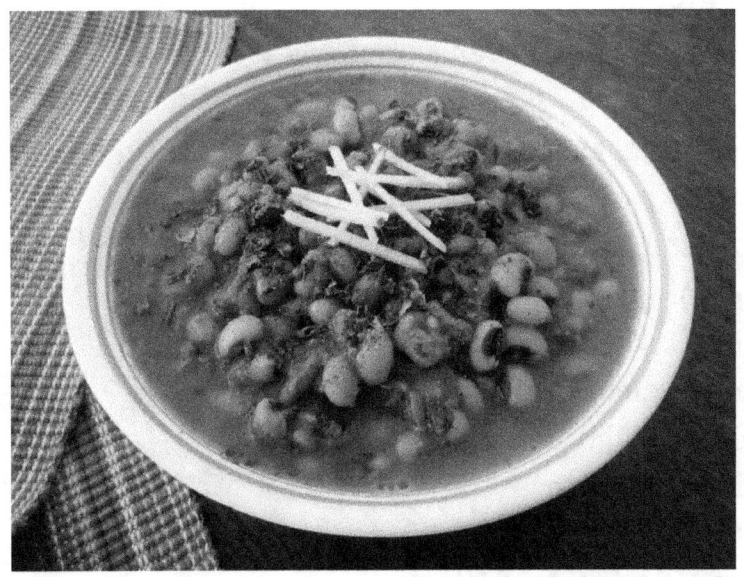

Vyrábí: 7

SLOŽENÍ:
- 1 žlutá nebo červená cibule, oloupaná a nahrubo nakrájená
- 1 ks kořen zázvoru, oloupaný a nahrubo nasekaný
- 4 stroužky česneku, oloupané a nakrájené
- 2–4 zelené thajské, serrano nebo kajenské chilli
- 2 lžíce oleje
- ½ lžičky asafoetida
- 2 lžičky semínek kmínu
- 1 lžička prášku z kurkumy
- 1 tyčinka skořice
- 2 celé hřebíčky
- 1 černý kardamomový lusk
- 2 rajčata, oloupaná a nakrájená na kostičky
- 2 lžíce rajčatového protlaku
- 2 hrnky vařené čočky
- 2 šálky vařených fazolí
- 2 šálky vody
- 2 lžičky hrubé mořské soli
- 2 lžičky garam masala
- 1 čajová lžička červeného chilského prášku nebo cayenne
- 2 lžíce mletého čerstvého koriandru

INSTRUKCE:
a) Rozmixujte cibuli, kořen zázvoru, česnek a chilli do vodnaté pasty v kuchyňském robotu.

b) V hluboké, těžké pánvi rozehřejte olej na středním plameni.
c) Do pánve přidejte asafoetidu, kmín, kurkumu, skořici, hřebíček a kardamom.
d) Vařte 30 sekund, nebo dokud směs nezměkne.
e) Pomalu přidávejte cibulovou pastu.
f) Vařte do zhnědnutí, asi 2 minuty, občas promíchejte.
g) Přidejte rajčata, rajčatový protlak, čočku a fazole, vodu, sůl, garam masalu a červené chilli.
h) Směs přiveďte k varu, poté snižte na nízkou teplotu a pokračujte ve vaření po dobu 10 minut.
i) Vyjměte celé koření.
j) Podávejte s koriandrem.

86. Špenát, squash a rajčatové kari

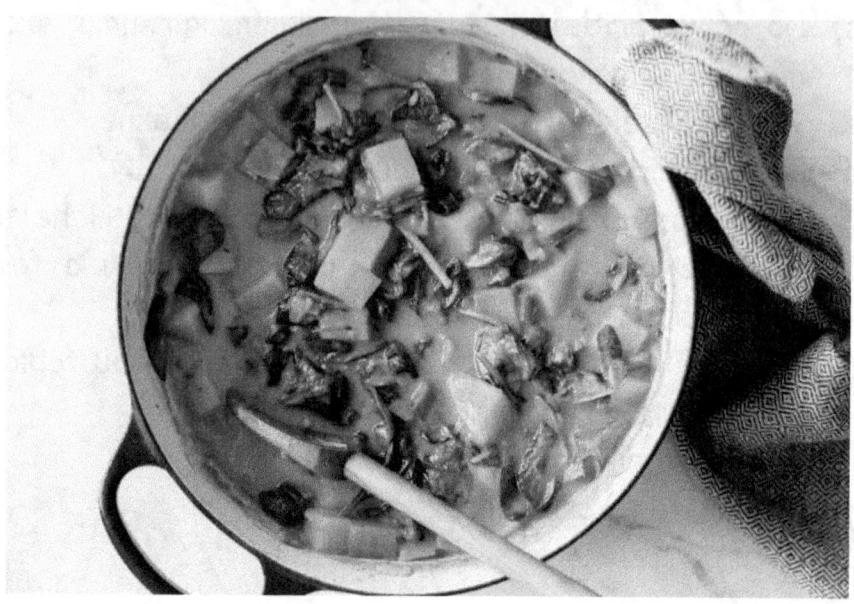

Vyrábí: 4

SLOŽENÍ:

- 2 lžíce panenského nebo nerafinovaného kokosového oleje
- ½ středně žluté cibule, nakrájené na kostičky
- 3 stroužky česneku, nasekané
- 2 lžíce mletého zázvoru
- 2 lžičky žlutého kari, jemné koření
- 1 lžička mletého koriandru
- ¾ lžičky vloček červené papriky, viz poznámka o koření
- 4 šálky máslové dýně nakrájené na kostičky
- 14-uncová plechovka drcených rajčat pečených na ohni
- ⅔ šálku plnotučného kokosového mléka
- ¾ šálku vody
- 1 lžička košer soli
- 4 až 5 šálků baby špenátu
- 4 až 5 šálků vařené hnědé rýže

INSTRUKCE:

a) Zahřejte hrnec na středně vysokou teplotu. Přidejte kokosový olej a poté přidejte cibuli. Cibuli vařte asi 2 minuty, dokud nezačne měknout. Přidejte česnek a zázvor a vařte další minutu.

b) Přidejte kari, koriandr a vločky červené papriky a promíchejte.

c) Přidejte na kostičky nakrájenou máslovou dýni, drcená rajčata, kokosové mléko, vodu a sůl.

d) Hrnec přikryjeme pokličkou a vše přivedeme k varu.

e) Snižte teplotu na střední teplotu a nechte dýni 15 minut vařit.
f) Po 15 minutách propíchejte kousek máslové dýně vidličkou, abyste zjistili, zda je dýně křehká.
g) Vypněte topení. Přidejte baby špenát a míchejte kari, dokud špenát nezačne vadnout.
h) Kari podávejte v miskách s přílohou hnědé rýže nebo oblíbeného zrna.
i) V případě potřeby přidejte nasekané arašídy.

DEZERTY

87. Karobová pěna s avokádem

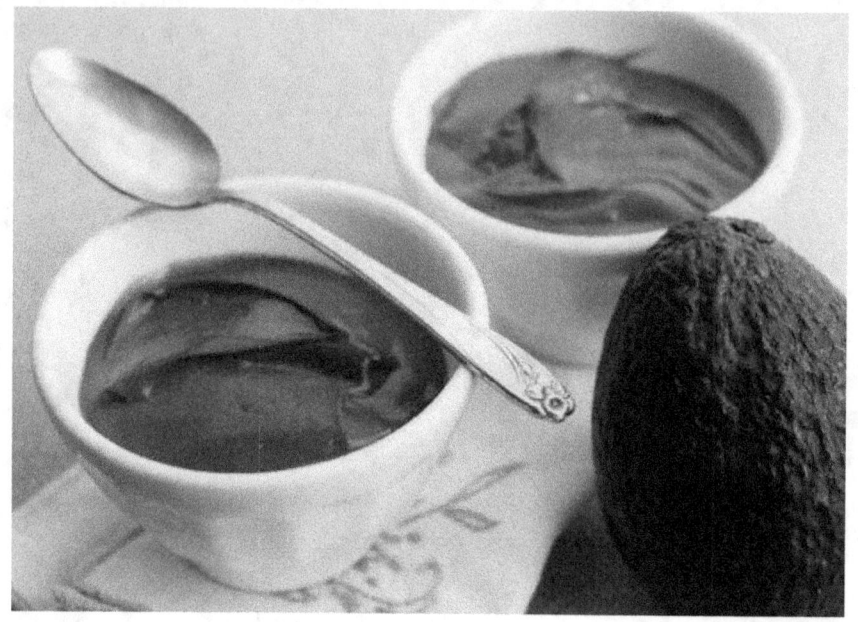

Vyrábí: 1 porce

SLOŽENÍ:
- 1 lžíce kokosového oleje, rozpuštěného
- ½ šálku vody
- 5 termínů
- 1 lžíce karobového prášku
- ½ lžičky mletého vanilkového lusku 1 avokádo
- ¼ šálku malin, čerstvých nebo zmrazených a rozmražených

INSTRUKCE:
a) V kuchyňském robotu smíchejte vodu a datle.
b) Smíchejte kokosový olej, karobový prášek a mletý vanilkový lusk.
c) Přidejte avokádo a několik sekund míchejte.
d) Podáváme s malinami v misce.

88. Kořeněná moruše a jablka

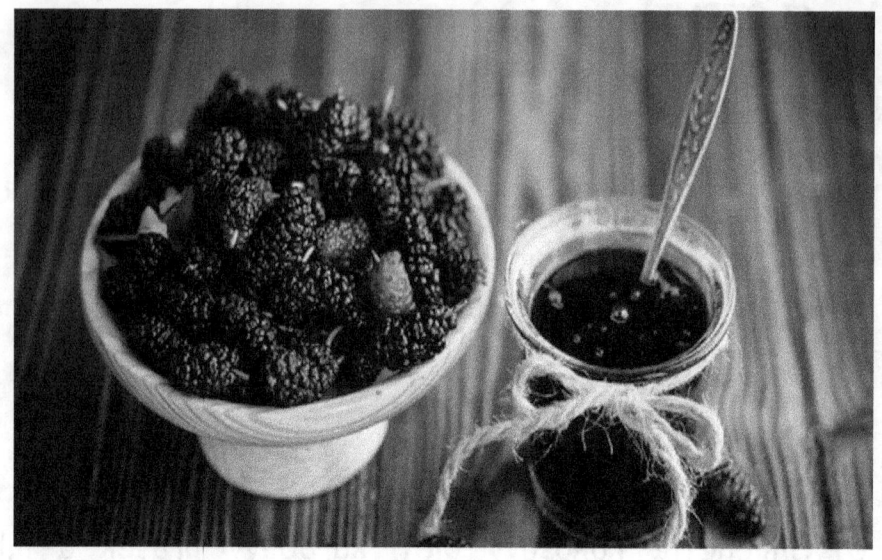

Počet porcí: 2 porce

SLOŽENÍ:
- ½ lžičky kardamomu
- 2 jablka
- 1 lžička skořice
- 4 lžíce moruše

INSTRUKCE:
a) Jablka nastrouháme nahrubo a smícháme s kořením.
b) Přidejte moruše a před podáváním nechte půl hodiny odležet.

89. Pikantní mrkvový dort

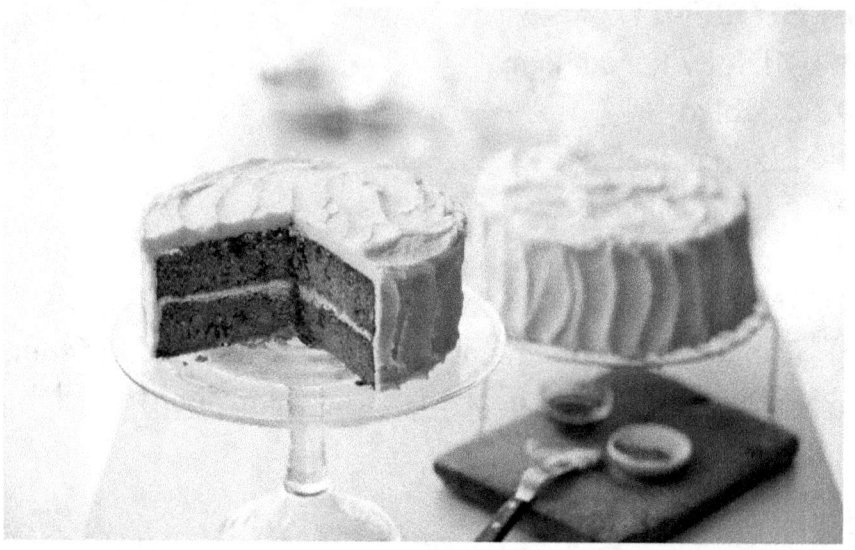

Vyrábí: 4

SLOŽENÍ:
- $\frac{1}{4}$ šálku kokosového oleje, rozpuštěného
- 6 mrkví
- 2 červená jablka
- 1 lžička mletého vanilkového lusku
- 4 čerstvé datle
- 1 lžíce citronové šťávy kůra z jednoho citronu, jemně nastrouhaná
- 1 šálek goji bobule

INSTRUKCE:
a) Mrkev nakrájejte na kousky a rozpulte v kuchyňském robotu, dokud nebude hrubě nasekaná.
b) Vmícháme jablko nakrájené na kousky.
c) Přidejte zbývající ingredience a zpracujte, dokud se dobře nespojí.
d) Těsto položte na talíř a před podáváním několik hodin chlaďte.
e) Navrch dejte goji bobule.

90. Brusinkový krém

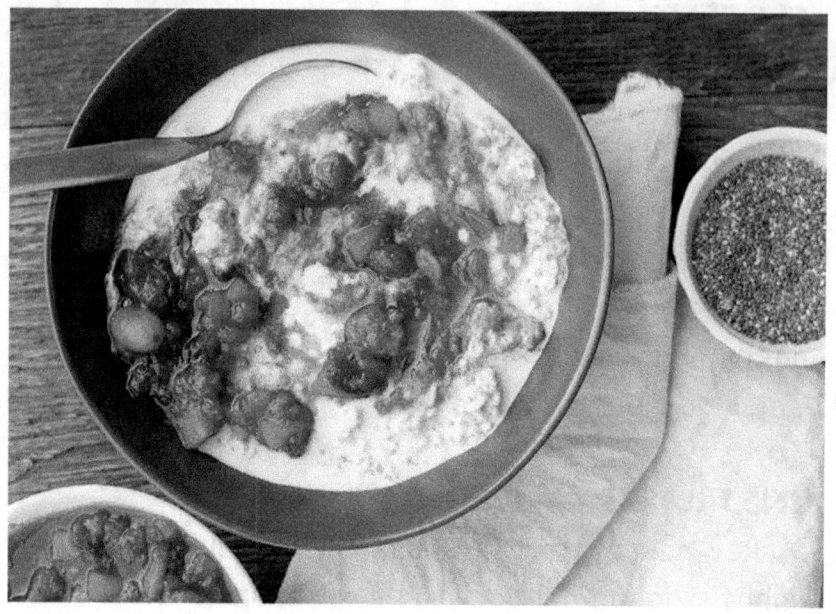

Vyrábí: 1 porce

SLOŽENÍ:
- Avokádo _
- 1½ šálku brusinek, namočených
- 2 lžičky citronové šťávy
- ½ šálku malin, čerstvých nebo mražených

INSTRUKCE:
a) Smíchejte avokádo, brusinky a citronovou šťávu.
b) V případě potřeby přidejte vodu, abyste získali krémovou konzistenci.
c) Dáme do mísy a poklademe malinami.

91. z banánů, granoly a bobulí

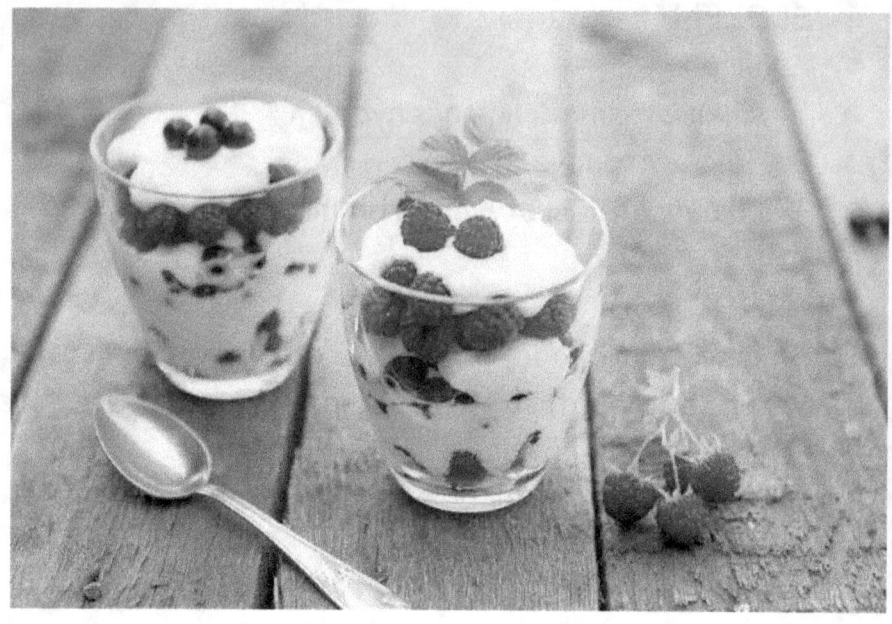

Vyrábí: 2

SLOŽENÍ:
- 1 lžíce cukrářského cukru
- ¼ šálku nízkotučné granoly
- 1 šálek nakrájených jahod
- 1 banán
- 12 uncí veganského jogurtu s příchutí ananasu
- 2 lžičky horké vody
- 1 lžíce kakaa, neslazeného

INSTRUKCE:
a) Navrstvěte veganský jogurt, nakrájené jahody, nakrájené banány a granolu do dvou parfaitových sklenic.
b) Smíchejte kakao, cukrářský cukr a vodu do hladka.
c) Mrholení nad každým parfaitem.

92. borůvky a broskve

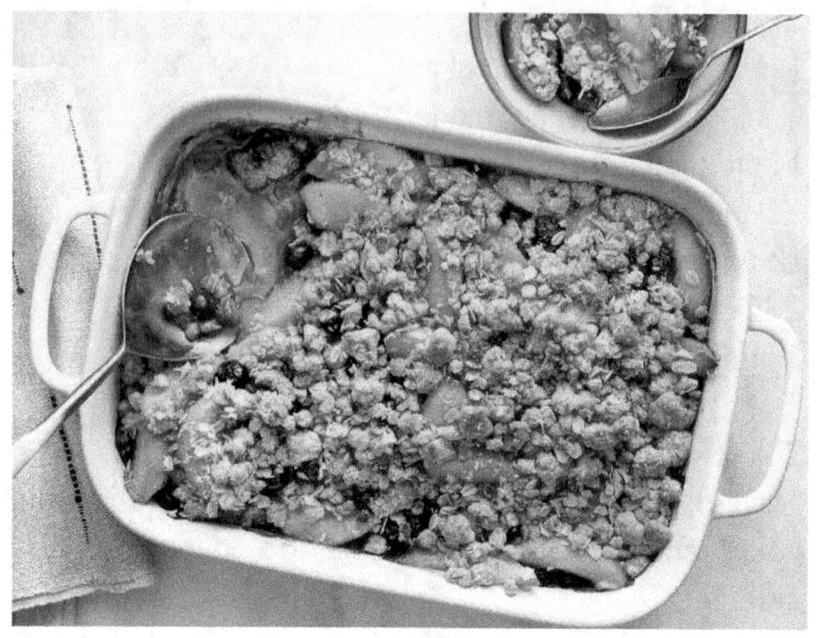

Vyrábí: 8

SLOŽENÍ:
- 6 šálků čerstvých broskví, oloupaných a nakrájených na plátky
- 2 šálky čerstvých borůvek
- ⅓ šálku plus ¼ šálku světle hnědého cukru
- 2 lžíce mandlové mouky
- 2 lžičky skořice, rozdělené _
- 1 hrnek bezlepkových ovesných vloček
- 3 lžíce margarínu z kukuřičného oleje

INSTRUKCE:
a) Předehřejte troubu na 350 stupňů Fahrenheita.
b) Kombinujte borůvky a broskve v pekáčku.
c) Smíchejte ⅓ šálku hnědého cukru, mandlovou mouku a 1 lžičku skořice.
d) Vhoďte broskve a borůvky, aby se spojily.
e) Smíchejte bezlepkový oves, zbývající hnědý cukr a zbývající skořici.
f) Nakrájejte margarín, dokud nebude drobivý, a poté posypte ovoce.
g) Pečte 25 minut.

93. Ovesné vločky Brûlée

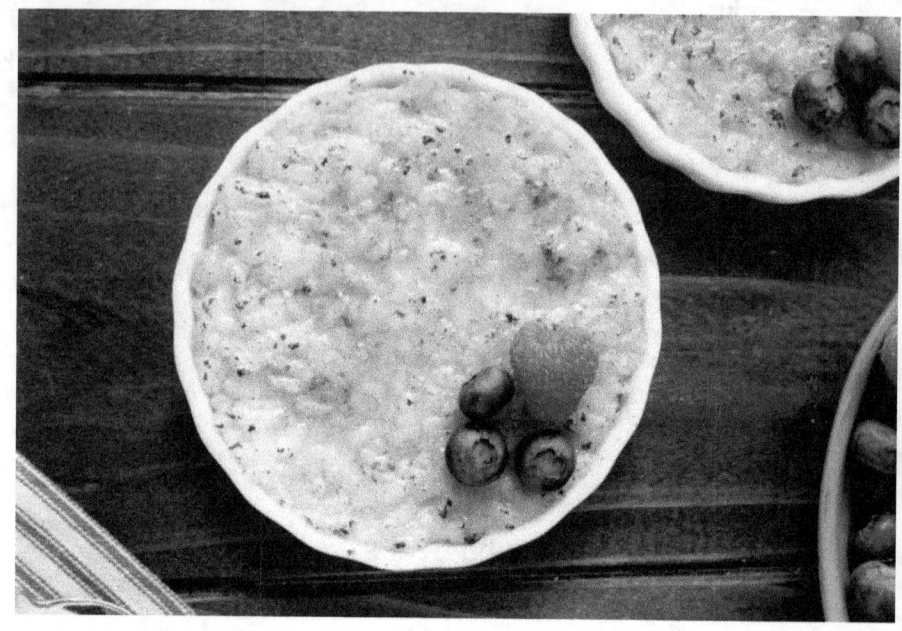

Počet porcí: 6 porcí

SLOŽENÍ:

- 3 ¼ šálku mandlového mléka
- 2 šálky bezlepkových ovesných vloček
- 1 lžička vanilkového extraktu
- 1 lžička skořice
- 1 šálek malin nebo lesních plodů dle vašeho výběru
- 2 lžíce vlašských ořechů, nasekaných
- 2 lžíce hnědého cukru

INSTRUKCE:

a) Předehřejte troubu na 350 °F a vyložte formičky na muffiny.
b) V hrnci přiveďte k varu mandlové mléko; vmícháme ovesné vločky a přikryjeme po dobu 5 minut.
c) Přidejte vanilku a skořici a míchejte, aby se spojily.
d) Každý košíček na muffiny naplňte do poloviny ovesnými vločkami.
e) Nechat v chladničce 20 minut.
f) Naplňte každý šálek ovesných vloček lesním ovocem, vlašskými ořechy a hnědým cukrem.
g) Grilujte dozlatova asi 1 minutu.

94. Různé bobule Granita

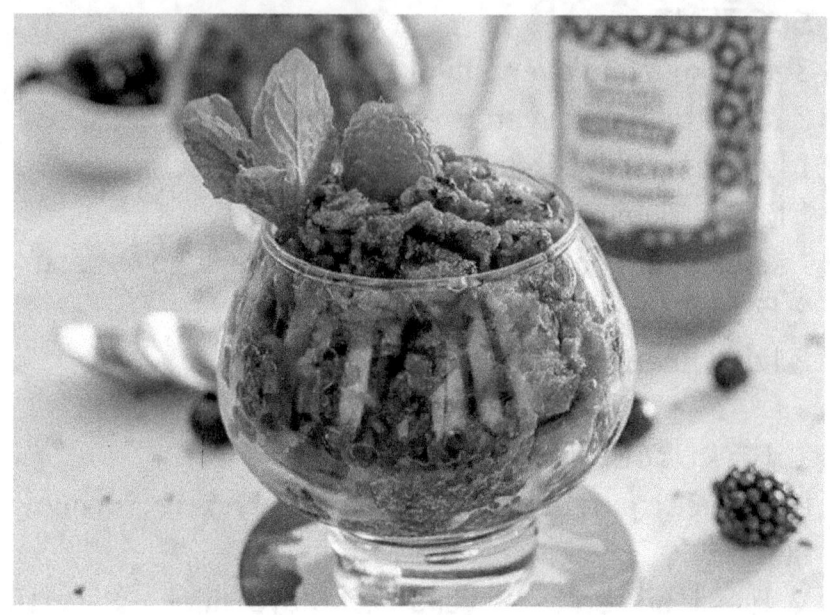

Vyrábí: 4

SLOŽENÍ:

- ½ šálku čerstvých jahod, oloupaných a nakrájených na plátky
- ½ šálku čerstvých malin
- ½ šálku čerstvých borůvek
- ½ šálku čerstvých ostružin
- 1 polévková lžíce javorového sirupu
- 1 lžíce čerstvé citronové šťávy
- 1 šálek kostek ledu, drcených

INSTRUKCE:

a) Bobule, javorový sirup, citronovou šťávu a kostky ledu vložte do vysokorychlostního mixéru a mixujte při vysoké rychlosti do hladka.
b) Směs bobulí přendejte do zapékací misky, rovnoměrně rozprostřete a na 30 minut zmrazte.
c) Vyndejte z mrazáku a granitu úplně rozmíchejte vidličkou.
d) Zmrazte na 2 hodiny a každých 30 minut promíchejte.

95. Veganská neslazená dýňová zmrzlina

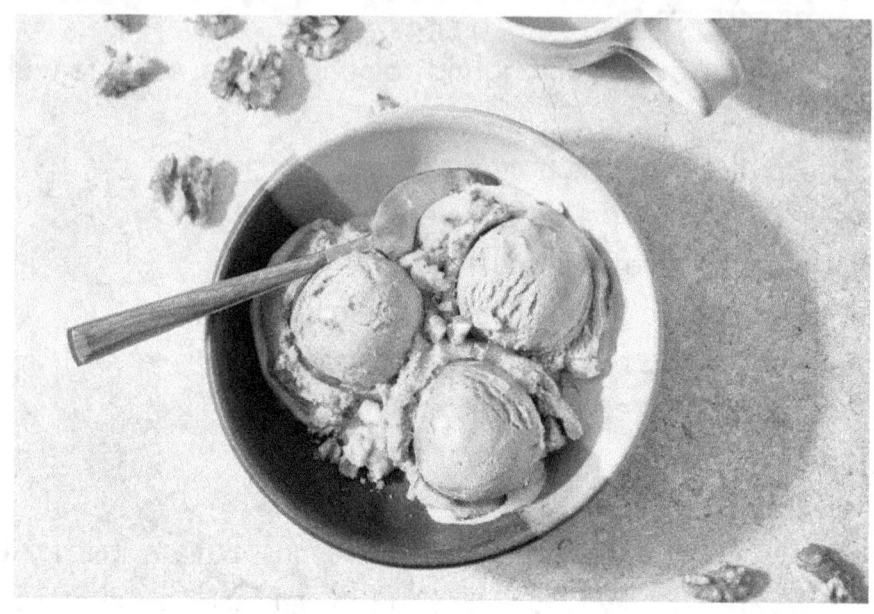

Vyrábí: 6

SLOŽENÍ:
- 15 uncí domácího dýňového pyré
- ½ šálku datlí, vypeckovaných a nakrájených
- Dvě 14-uncové plechovky neslazeného kokosového mléka
- ½ lžičky organického vanilkového extraktu
- 1½ lžičky koření na dýňový koláč
- ½ lžičky mleté skořice

INSTRUKCE:
a) rozmixujte do hladka.
b) Zmrazit _ po dobu až 2 hodin .
c) Nalijte do zmrzlinovače a zpracujte .
d) zmrazte další 2 hodiny.

96. Mražený ovocný krém

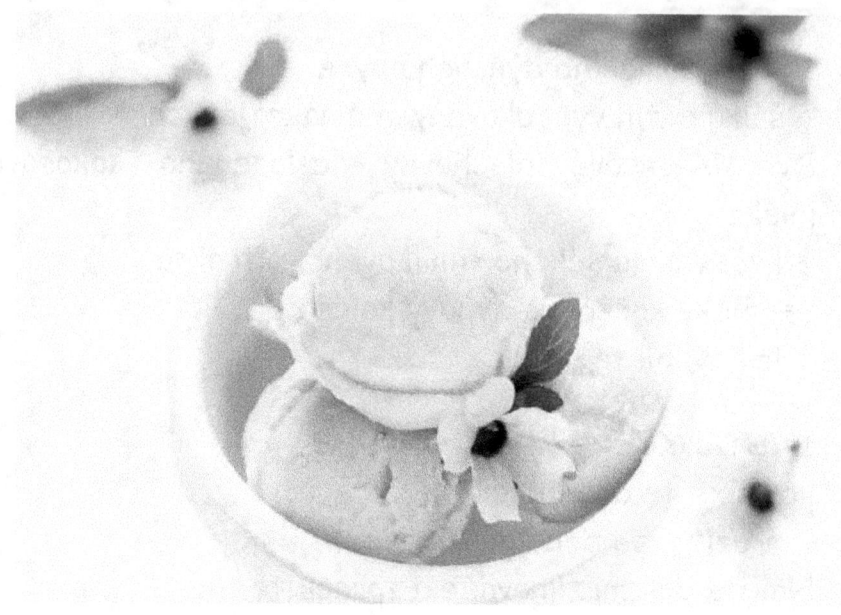

Vyrábí: 6

SLOŽENÍ:
- 14-uncová plechovka kokosového mléka
- 1 šálek mražených kousků ananasu, rozmražených
- 4 šálky zmrazených banánových plátků, rozmražené
- 2 lžíce čerstvé limetkové šťávy
- špetka soli

INSTRUKCE:
a) Skleněnou zapékací misku vyložte plastovým obalem.
b) rozmixujte do hladka.
c) Připravenou zapékací mísu rovnoměrně naplňte směsí.
d) Před podáváním necháme asi 40 minut zmrazit.

97. Avokádový pudink

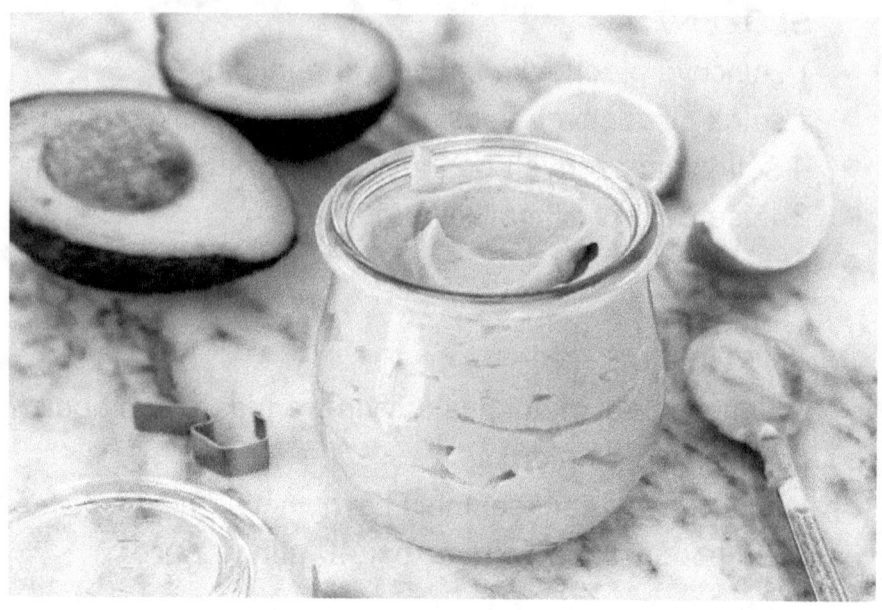

Vyrábí: 4

SLOŽENÍ:
- 2 šálky banánů, oloupaných a nakrájených
- 2 zralá avokáda, oloupaná a nakrájená
- 1 lžička limetkové kůry, jemně nastrouhaná
- 1 lžička citronové kůry, jemně nastrouhaná
- ½ šálku čerstvé limetkové šťávy
- ⅓ šálku medu
- ¼ šálku mandlí, nasekaných
- ½ šálku citronové šťávy

INSTRUKCE:
a) Smíchejte všechny ingredience dokud nebude hladká.
b) Pěnu nalijte do 4 servírovacích sklenic.
c) Dát do lednice na 2 hodiny před podáváním.
d) Ozdobte ořechy a podávejte.

98. Chilli a ořechové rolky

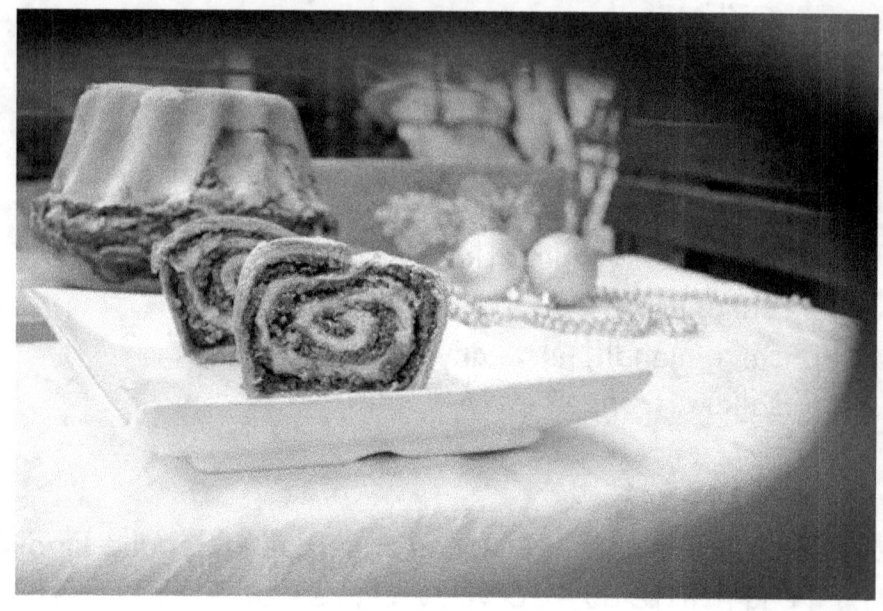

Dávkování: 2-3 porce

SLOŽENÍ:
- 2 mrkve, nakrájené
- 1 lžíce citronové šťávy
  - 5 listů nori, nakrájených na dlouhé proužky
- 1½ šálku vlašských ořechů
- ½ šálku kysaného zelí
- 5 namočených sušených rajčat
- ¼-½ čerstvého chilli
- ½ šálku oregana, čerstvého
- ¼ červené papriky

INSTRUKCE:
a) V kuchyňském robotu rozdrťte vlašské ořechy, dokud nebudou hrubě nasekané.
b) Smíchejte mrkev, sušená rajčata, chilli, oregano, pepř a citron.
c) Naplňte misku do poloviny dipem.
d) Na proužek nori přidáme 3 lžíce ořechového dipu a kysané zelí.
e) Srolujte to.

99. Léčivý jablečný koláč

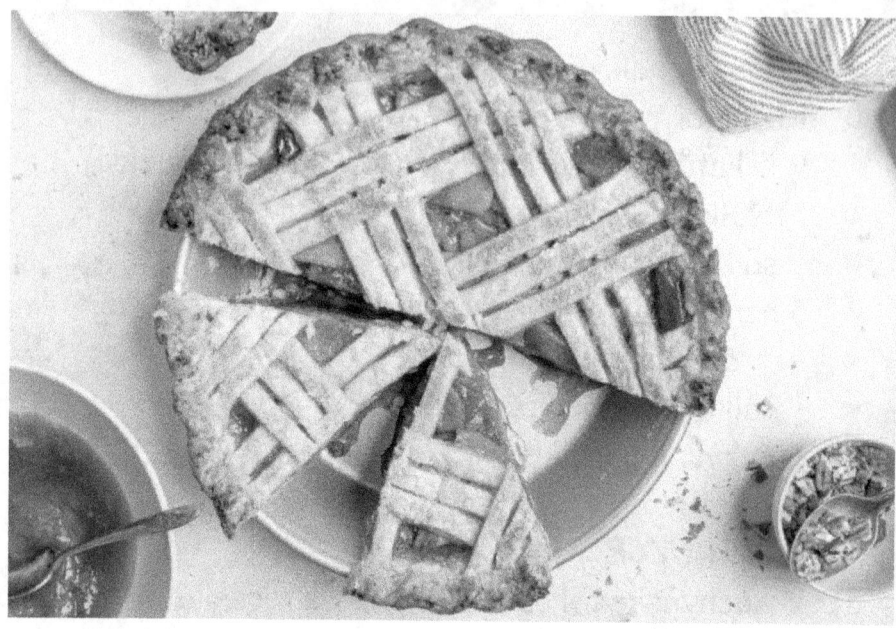

Vyrábí: 8

SLOŽENÍ:
PRO JABLKA:
- 8 jablek zbavených jádřinců, oloupaných a najemno nakrájených
- 16 lžic kokosového cukru
- 2 lžíce kukuřičné mouky
- 1 lžička vanilkového extraktu
- 1 lžička kokosového oleje
- 1 lžička mleté skořice
- Špetka mořské soli podle chuti

NA PEČIVO:
- $1\frac{1}{4}$ šálku mletých mandlí
- $\frac{1}{4}$ šálku kokosového oleje
- $1\frac{1}{4}$ hrnku bezlepkové mouky
- Voda, podle potřeby

INSTRUKCE:
PRO JABLKA:
a) Na pánev s pokličkou dejte jablka, kokosový olej, kokosový cukr, vanilku, skořici a sůl.
b) Nechte vařit na mírném ohni za občasného míchání asi 20 minut.
c) Kukuřičnou mouku rozpusťte v malém střiku vody v malé misce.
d) Přidejte směs kukuřičné mouky a vody a dobře promíchejte.
e) Jakmile jablka zhoustnou, vypněte oheň.

NA PEČIVO:

f) Troubu předehřejte na 180 stupňů Celsia.
g) Všechny ingredience smíchejte ve velké míse spolu s vodou, dokud nevznikne pevné těsto.
h) Těsto rozdělte na dvě části a jednu polovinu přidejte do vymazané koláčové formy. Pomocí prstů jej opatrně zatlačte přes dno a nahoru po stranách misky.
i) Na pracovní desku vyložte plát pečícího papíru a pomocí válečku rozválejte zbylé těsto do kruhového tvaru, který je dostatečně velký, aby pokryl koláč.
j) Jakmile to budete mít hotové, přeneste jablečnou směs do koláčové krusty.
k) Nyní položte horní vrstvu těsta na kůrku koláče.
l) Pomocí prstů zajistěte horní vrstvu kůrky na vrchní části kůrky zatlačením na všechny okraje kolem koláče a ujistěte se, že jsou řádně utěsněny.
m) Pomocí nože vytvořte malou štěrbinu uprostřed horní části koláčové kůry.
n) Pečte asi 30 minut, dokud nebude těsto na dotek pevné a zlatavě hnědé.

100. Makronky s kokosem a pomerančem

Vyrábí: 14

SLOŽENÍ:
- 3 šálky neslazeného strouhaného kokosu
- 4 lžíce nerafinovaného třtinového sirupu
- 4 lžíce kokosového oleje, rozpuštěného
- 1 lžička květové vody z pomerančových květů
- Opékané mandle, sloužit

INSTRUKCE:
a) V kuchyňském robotu otřete kokos, dokud se nerozbije na velmi malé kousky. Nechte nějakou texturu.
b) Přidejte sirup, olej a květovou vodu. Blitz, dokud se dobře nespojí.
c) Směs dejte do misky a dejte na 5-8 minut do mrazáku. Kokosový olej tak ztuhne, abyste se směsí mohli pracovat.
d) Během čekání přidejte do kuchyňského robotu 10-12 mandlí a nalámejte je na malé kousky.
e) Na pánev přidejte 2 lžičky kokosového oleje a zahřejte na nízkou-střední teplotu, přidejte ořechy a pár minut opékejte, dokud nebudou voňavé.
f) Vyzkoušejte kokosové těsto, zda drží pohromadě, když zmáčknete malé množství v dlani. Pokud jste připraveni, zmáčkněte rukama do malých kuliček. Směs je delikátní.
g) Kuličky položte na servírovací misku a posypte pomerančovým džemem a opečenými mandlemi.

ZÁVĚR

Na konci naší cesty po "KUCHYNĚ HAPPY SKIN" doufáme, že jste objevili transformační sílu výživy a péče o pleť fungující v harmonii. Každý recept na těchto stránkách je oslavou zářivé a zdravé pokožky, která je výsledkem výživy vašeho těla zdravými ingrediencemi a ohleduplného stravování.

Ať už jste přijali smoothie nabité antioxidanty, dopřávali si saláty podporující kolagen nebo jste si pochutnali na předkrmech bohatých na omega-3, věříme, že vás těchto 100 receptů inspirovalo k tomu, abyste upřednostnili pohodu své pokožky prostřednictvím jídla, které si vychutnáte. . Kromě ingrediencí a technik se koncept KUCHYNĚ HAPPY SKIN může stát životním stylem – přístupem, který uznává souvislost mezi tím, co jíte, a krásou, která vyzařuje zevnitř.

Zatímco budete pokračovat ve zkoumání světa péče o pleť prostřednictvím výživy, může být „KUCHYNĚ HAPPY SKIN" vaším důvěryhodným společníkem, který vás provede lahodnými a výživnými recepty, které podpoří vaši cestu ke šťastné a zářící pleti. Jde o to, jak využít synergii jídla a péče o pleť a užívat si radosti z výživy pleti zevnitř ven. Na zdraví šťastné a zářivé pleti!

www.ingramcontent.com/pod-product-compliance
Lightning Source LLC
Chambersburg PA
CBHW071316110526
44591CB00010B/915